交通事故で多発する "脳外傷による高次脳機能障害" とは

見過ごしてはならない脳画像所見と臨床症状のすべて

著者 益澤秀明 河北リハビリテーション病院

株式会社 新興医学出版社

はじめに

　交通事故で脳外傷を受けた被害者が外見上は回復しているのに職場や学校に戻れないような事態に陥る．物忘れがひどく，数分前のことが思い出せない．とっさの判断ができない．自己洞察力に欠ける．それだけではない．どうにか職場に戻っても，すぐに感情的にキレて周囲と衝突し，辞めてしまう．家庭内でも母親に当たりやすい．まさしく，"脳外傷による高次脳機能障害"である．

　医療の進歩によって事故の被害者がより多く助かるようになり，こうした精神症状を残した被害者が増えていった．ところが，こうした症状は専門家によってもしばしば見過ごされた．そのために，十分な公的支援を受けられず福祉の谷間に落ち込むこともあった．一般に，自己洞察力に乏しい被害者本人よりも，こうした被害者を抱える家族が苦しみ悩んだ．こうした症状はいつとはなしに高次脳機能障害と呼ばれ，やがて，各地に家族会ができて声を上げ，国を動かし，平成12年には運輸大臣の通達で交通事故の後遺症等級を認定する機関である自動車保険料率算定会，通称「自算会」（現：自動車保険料率算定機構）に高次脳機能障害認定システム確立検討委員会が設置された．本書の内容はそのときに答申された高次脳機能障害（"脳外傷による高次脳機能障害"）の診断基準がベースとなっている．

　従来の専門家が障害を見過ごしたり，あるいは，軽く判断した原因のひとつは，皮肉なことに，これを高次脳機能障害と命名したことであろう．この命名により，従来の古典的な高次脳機能障害の見方が踏襲された．その結果，臨床症状のなかでも，情動障害・人格変化が見過ごされやすくなった．知能検査（神経心理学的検査）に頼るあまり，情動障害・社会的行動障害の評価がおざなりになりやすくなった．

　そればかりではない．脳画像の読影においても，古典的な高次脳機能障害の視点では見落とすところが多々あった．ひとつには，専門家には高次脳機能障害は前頭葉や側頭葉などの局在性脳損傷が原因であるとの思い込みがあった．そのため，専門家は慢性期の脳画像で脳挫傷や出血などの局在性脳損傷痕を探すことには注力したが，全般性脳室拡大や脳萎縮には注目しなかった．つまり，「木を見て森を見ず」状態であった．また，わが国の医療制度では急性期から慢性期まで一貫した施設で患者を診ることは少なく，専門家といえども受傷当日から慢性期に至る脳画像を並べて一覧観察する機会は少なかった．よしんば，受傷当日の脳画像が入手できても，当日は脳が腫脹しているとの思い込みがあった．また，慢性期の脳室拡大を見ると，これは水頭症であるとの思い込みもあった．こうして，交通事故後の高次脳機能障害では脳画像所見は不定で役に立たないとの誤解が蔓延していた．

　しかしながら，"脳外傷による高次脳機能障害"では，本書で一貫して示しているように特徴的な脳画像所見があり，診断には脳画像の読影が鍵を握っていると言って

も言い過ぎではない．上記委員会では，脳外傷後に発生した高次脳機能障害が古典的な従来の高次脳機能障害とは臨床症状・画像所見の両面において違いがあることを明確にするために，また，診断の見過ごしを防ぎ，もって交通事故被害者の障害が正当に評価されるように，これを"脳外傷による高次脳機能障害"と命名した．本書でもこの命名を踏襲している．なお，マスメディアによる使用先例もある．

おりしも，新興医学出版社の服部秀夫，渡瀬保弘，両氏から，"脳外傷による高次脳機能障害"の脳画像の読み方を連載するようにとの依頼を受けた．"脳外傷による高次脳機能障害"の臨床像と画像診断のこれまでの誤解を払拭し，正しい診断を広く知ってもらう好機と考えて引き受けた．今回，これを単行本化するに当たり，内容を吟味し，一部を書き換えた．脳神経外科，神経内科，リハビリテーション科の専門医はもとより，交通事故や労災事故などによる脳外傷患者の医療・福祉に関心のある方々には是非一読してほしい．著者が本書のテーマに沿った講演をしたときに，「目からうろこが落ちました．」と言われたことがある．読者の方々も是非そうした体験を味わってほしいと願っている．

本書では，"脳外傷による高次脳機能障害"の輪郭を描き出したが，それはとりもなおさず，びまん性軸索損傷に頁の大部分を割くことであった．脳外科医に知られているびまん性軸索損傷急性期の臨床像と画像所見を，最新の定義を含めて，網羅することになった．脳外科医の手を離れ，リハビリ担当者が接することの多い慢性期の病態もびまん性軸索損傷の慢性期像として理解できることも示した．つまり，本書はびまん性軸索損傷をキーワードにして，脳外傷の急性期と慢性期の橋渡しをしたとも言えよう．

著者がこの研究を進めるに当たっては諸先輩・同僚から温かいご指導・ご叱正・ご援助を頂いた．なかでも，この道の先達である慈恵会医科大学名誉教授中村紀夫博士からは文字では尽くせないほどのご指導を賜った．（現）全労済の大石俊信氏には著者がこの道に触れるきっかけを与えて頂いた．（旧）自動車保険料率算定会の委員会メンバーや事務局の丸山一朗氏をはじめとする方々にも励ましとご注文を頂いた．日本脳神経外科学会主要メンバーの福井仁士，山浦晶，河瀬斌，児玉南海雄，ほかの諸博士にも励ましを頂いた．（前）国府台病院神経内科山田久博士にもご教示を賜った．英国グラスゴー大学のDavid Graham教授の御厚意も得られた．資料収集に際し，個人情報の点から名を伏せなければならない全国の脳外傷を受けられた被害者やその家族，担当医師，それから，それらの事例を共に検討したメンバーの皆様にも紙面を借りて厚くお礼を申し上げる．

平成17年7月

著　者

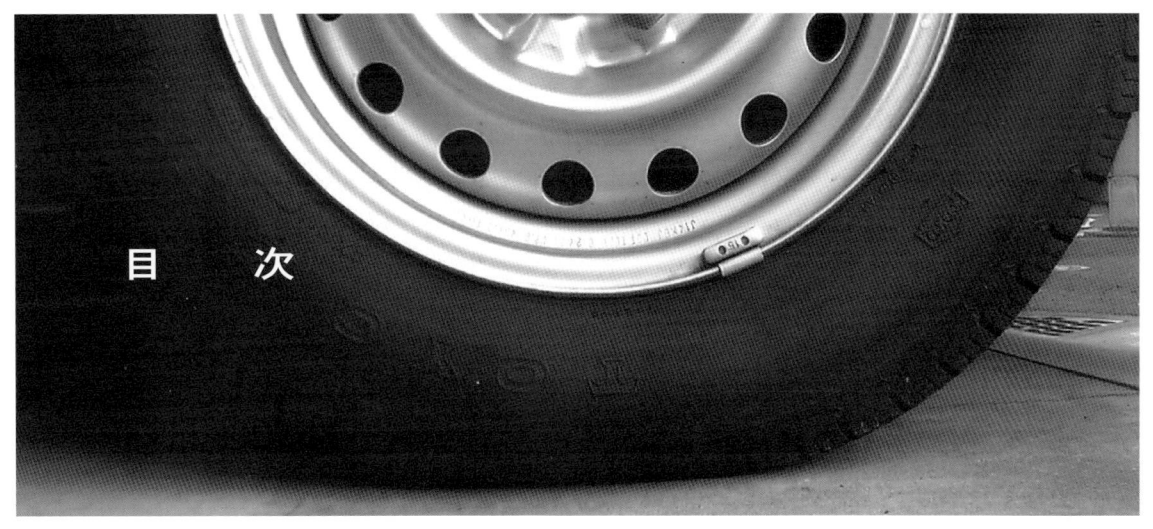

目　次

第1章　軽度から最重度まで，脳画像所見から読み解く"脳外傷による高次脳機能障害"
　　　　──全般性脳室拡大がキーワード　　　　　　　　　　　　　　　　　1

- 重度の"脳外傷による高次脳機能障害"（症例1）　　　　　　　　　　　　1
- 軽度の"脳外傷による高次脳機能障害"（症例2）　　　　　　　　　　　　3
- 外傷後植物状態（症例3）　　　　　　　　　　　　　　　　　　　　　　4
- "脳外傷による高次脳機能障害"の読影上のポイント　　　　　　　　　　6

第2章　受傷直後の脳画像は"正常"のこともある　　　　　　　　　　　8

- 受傷当日は正常脳画像例（症例4）　　　　　　　　　　　　　　　　　　8
- 受傷当日は正常脳画像例（症例5）　　　　　　　　　　　　　　　　　　10
- 受傷当日はほぼ正常脳画像例（症例6）　　　　　　　　　　　　　　　　12
- 正常脳画像所見を呈するびまん性軸索損傷の診断上のポイント　　　　　14

> **コラム**　ボクサー脳　　　　　　　　　　　　　　　　　　　　　　　15

第3章　急性期の迂回槽・中脳周囲槽出血　　　　　　　　　　　　　　16

- 迂回槽出血と脳室出血が認められた例（症例7）　　　　　　　　　　　　16
- 迂回槽出血例（症例8）　　　　　　　　　　　　　　　　　　　　　　　18
- 迂回槽出血と脳室出血が認められた例（症例9）　　　　　　　　　　　　20
- 迂回槽出血の診断上のポイント　　　　　　　　　　　　　　　　　　　22

第4章　急性期の脳室出血が意味するもの　24

- 全脳室出血例（症例10）　24
- 側脳室下角にニボー（水平液面）が認められる例（症例11）　26
- 見落とされがちな脳室出血例（症例12）　27
- 外傷性脳室出血の診断上のポイント　29

第5章　滑走性脳挫傷（傍矢状部白質剪断損傷）と脳梁損傷　30

- 滑走性脳挫傷と脳梁損傷があり，痙性片麻痺を伴う（症例13）　30
- 滑走性脳挫傷と脳梁損傷があり，痙性片麻痺を伴う（症例14）　32
- 滑走性脳挫傷があり，痙性片麻痺を伴う（症例15）　33
- 滑走性脳挫傷と脳梁損傷の診断上のポイント　34

第6章　外傷性基底核損傷（外傷性基底核出血）　36

- 基底核出血が増大した例（症例16）　36
- 基底核損傷から小出血に発展した例（症例17）　37
- 左視床・内包・基底核にかけての出血と右視床出血が見られた例（症例18）　40
- 外傷性基底核損傷の診断上のポイント　40

> **コラム**　びまん性軸索損傷とは・前編　42

第7章　脳幹損傷，小脳損傷　43

- 脳幹出血例（症例19）　43
- 脳幹損傷例（症例20）　46
- 小脳出血例（症例21）　49
- 脳幹損傷・小脳損傷の診断上のポイント　51

> **コラム**　びまん性軸索損傷とは・後編　53

第8章　脳挫傷（局在性脳損傷）が目立つ症例　54

- びまん性軸索損傷と側頭葉挫傷の合併例（症例22）　54
- 前頭葉挫傷が目立つ例（症例23）　56
- 前頭葉挫傷例（症例24）　57
- 前頭葉の脳挫傷痕が目立つ例（症例25）　59
- 脳挫傷（局在性脳損傷）合併例の診断上のポイント　61

> **コラム**　知能検査・神経心理学的検査の限界　62

第9章　外傷性水頭症と誤診されやすい脳室拡大　　63

- "水頭症"に対する脳室シャント手術が無効であった例（症例26）　　63
- "水頭症"に対する脳室シャント手術が無効であった例（症例27）　　65
- "正常圧水頭症"に対する脳室シャント手術が無効であった例（症例28）　　66
- 急性期閉塞性水頭症をきたした例（症例29）　　68
- 外傷性水頭症と誤診しないための診断上のポイント　　69

第10章　受傷当日の脳画像は平常時の脳室サイズを反映している　　70

- 受傷前からパーキンソン病だった例（症例30）　　70
- 以前からの慢性進行性脳疾患に脳外傷が加わった例（症例31）　　72
- 前頭葉挫傷が目立つ例（症例32）　　74
- 急性硬膜下血腫例（症例33）　　77
- 受傷前の脳画像が入手できた場合の診断上のポイント　　78

第11章　老年認知症（痴呆）（内因性認知症性疾患）と区別がつくのか　　79

- 下肢外傷をきっかけに老年認知症（痴呆）が進行した例（症例34）　　79
- 前頭側頭型認知症（痴呆）が疑われる例（症例35）　　81
- 進行性核上性麻痺が疑われる例（症例36）　　82
- 老年認知症（痴呆）が主体であるが，"脳外傷による高次脳機能障害"も否定できない例（症例37）　　85
- 老年認知症（痴呆）を鑑別するポイント　　86

コラム　一酸化炭素（CO）中毒　　88

第12章　"脳外傷後の高次脳機能障害"を否定する ——やはり脳画像所見が決め手　　89

- 脳表の小さな脳挫傷例（症例38）　　89
- 頸椎捻挫例（症例39）　　92
- 自律神経失調体質と診断される例（症例40）　　93
- "脳外傷による高次脳機能障害"を否定するポイント　　95

コラム　ネットワークの働き　　96

文　献　　97
索　引　　100

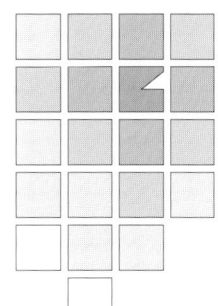

第1章

軽度から最重度まで，脳画像所見から読み解く "脳外傷による高次脳機能障害"
―― 全般性脳室拡大がキーワード

　"脳外傷による高次脳機能障害"が注目されている．交通事故で頭を強打したあとに出現しやすい（Adams 1977, 1986 a, 1986 b, Sahuquillo-Barris 1985）が，専門家が見過ごしやすいことでも話題になっている．意識障害を伴う重症頭部外傷（脳外傷）後に出現し，全般性認知障害と情動障害（人格変化）を呈し，神経徴候として小脳失調と痙性片麻痺を伴いやすい．これからの各章に登場する実例をつぶさに見て頂ければ，各症例のこうした臨床症状に驚くほどの類似性・共通性がある（Peerless 1967）ことに気付かれるはずである．診断には脳画像が鍵を握っている．これも本書で示すように，急性期〜慢性期を通じてほとんどの症例に共通した特徴的な画像所見を呈する．ところが，残念なことに，こうしたポイントは専門家にすら十分に知られていないのである．

　従来から知られている，失語・失行・失認・半側空間無視などの高次脳機能障害はさまざまな脳疾患によって惹き起こされるが，なかでも脳卒中・脳血管障害のウェイトが大きい．頭部外傷でも，大きな局在性脳損傷症例では見られることがある．いずれも，大脳の一部が局所性に大きく破壊されることで，その領域に対応して出現する障害症状である．つまり，個別的な高次脳機能障害とそれに対応する領域の局在性脳損傷の脳画像所見がセットで組合わさって存在する．神経学的診断もたやすい．

　このように，従来型の高次脳機能障害では症状や画像所見がそれぞれ個別的で，障害部位に対応しているのに対し，"脳外傷による高次脳機能障害"では症状/画像所見ともに軽重の差はあるものの一貫した共通性がある．従来型の高次脳機能障害の概念にとらわれると，こうした特徴を見逃し，それゆえに障害を見過ごし，あるいは，過小評価しやすい．本書を通じてさまざまな脳画像例を観察して診断能力を高めて頂ければ幸いである．

【重度の"脳外傷による高次脳機能障害"】

　1981年版グラスゴー転帰尺度 GOS＝Glasgow Outcome Scale（Jennett 1981 b）＝
重度障害 4：Severe Disability 4
　（GOS は脳外傷後の精神・神経症状による社会生活適応能評価である）

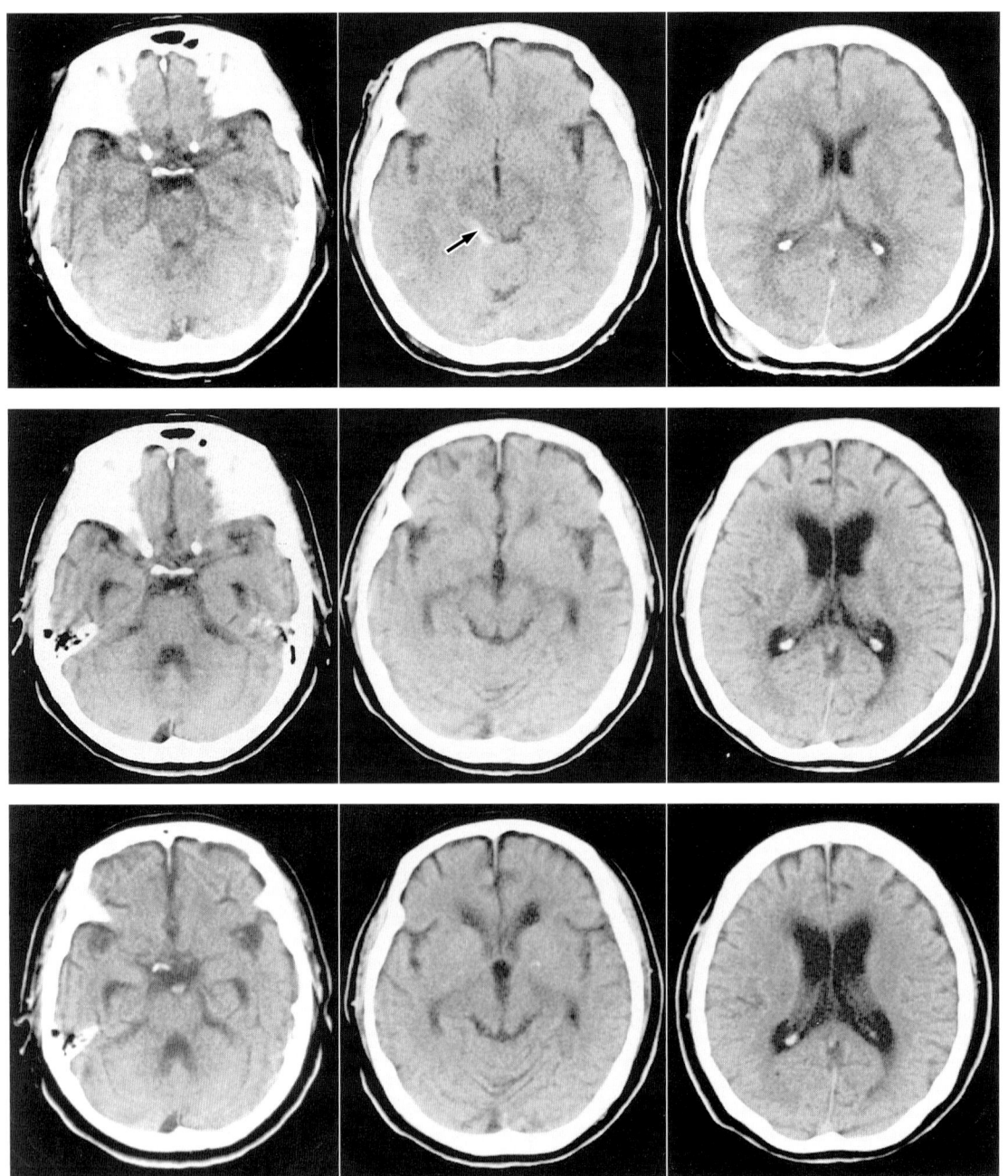

図1　症例1　上段（受傷当日），中段（6ヵ月後），下段（1年半後）

症例1：受傷時64歳女性

交通事故で昏睡状態となり7ヵ月間入院．2年後には自宅で家族介護を受けており，全般的に改善傾向が見られるものの失見当識・記銘力障害が強く，発語は不明瞭で聞き取りにくい．感情易変・易興奮性があり，大声を出し暴力を振るうこともある．尿便失禁がある．右痙性不全片麻痺と運動失調が残るも歩行可能で徘徊する．ウェクスラー成人知能検査改訂版WAIS-Rでは言語性IQ＝65

点，動作性 IQ＝57 点，全検査 IQ＝60 点．
知的機能低下，人格変化，痙性片麻痺，小脳失調の 4 点が揃った典型例であり，前 2 者は"脳外傷による高次脳機能障害"，後 2 者は脳外傷後の神経徴候に属する．

●図 1 説明

上段：交通事故受傷当日の頭部 CT スキャン．粗大病変はないが迂回槽の右寄りにクモ膜下出血（↗）が認められる．後部大脳鎌が傾斜しているのは左大脳半球の発達が優位なためであり，正中構造偏位ではない．迂回槽が開存していることで脳腫脹は否定される．右後頭部に打撲による頭皮下出血が認められる．頭部外傷で意識障害がありながらほぼ正常に近い脳画像や迂回槽出血（**第 3 章**参照）の存在からびまん性軸索損傷と診断される．

中段：6 ヵ月後の頭部 CT スキャン．従来的にはほぼ正常と読影されやすいが，受傷時と比較すると第 4 脳室に至る全脳室の拡大が明らかで，脳表の脳溝も軽度拡張している．

下段：1 年半後の頭部 CT スキャン．6 ヵ月後と変わらず，脳室拡大・脳萎縮も固定している．脳室系が 6 ヵ月後よりもさらに大きく見えるとしたら，それはスライスレベルのズレによる．びまん性軸索損傷の慢性期画像である．脳室拡大は"脳外傷による高次脳機能障害"が器質性脳障害であることを裏付けるが，その機序はびまん性軸索損傷に由来する全脳白質体積の減少によるものである（Adams 1977, Jennett 1981 a）．

なお，供覧している CT/MR 脳画像は本書全体を通じて，軸位断（水平断）／冠状断画像ともに左右の区別を以下のようにした．すなわち，人体頭部の右側が画像では向かって左手側に見えるように掲載した．

【軽度の"脳外傷による高次脳機能障害"】

GOS＝中等度障害 2：Moderate Disability 2

症例 2：受傷時 24 歳男性

自動 2 輪運転中の交通事故．昏睡状態で救急搬送される．右片麻痺あり．18 日で意識が戻り 1 ヵ月で退院．1 年半後は職場復帰しており，WAIS-R の言語性 IQ＝115 点，動作性 IQ＝102 点，全検査 IQ＝108 点と正常．しかし妻の見方では，日時や物事を忘れやすい，単語がすぐに出てこない，こだわりと易怒性があり場所をわきまえず怒鳴るようになり子供を叩くこともあり，離婚を考えたことも．本人も物忘れを自覚し，落ち込んでいる．右片麻痺は軽快したがバランスが悪くふらつきやすい．

軽度ながら，神経徴候（麻痺と小脳失調）と"脳外傷による高次脳機能障害"（知的機能低下と攻撃性などの人格変化）が残っている典型例．自己洞察力は多少保たれているケース．

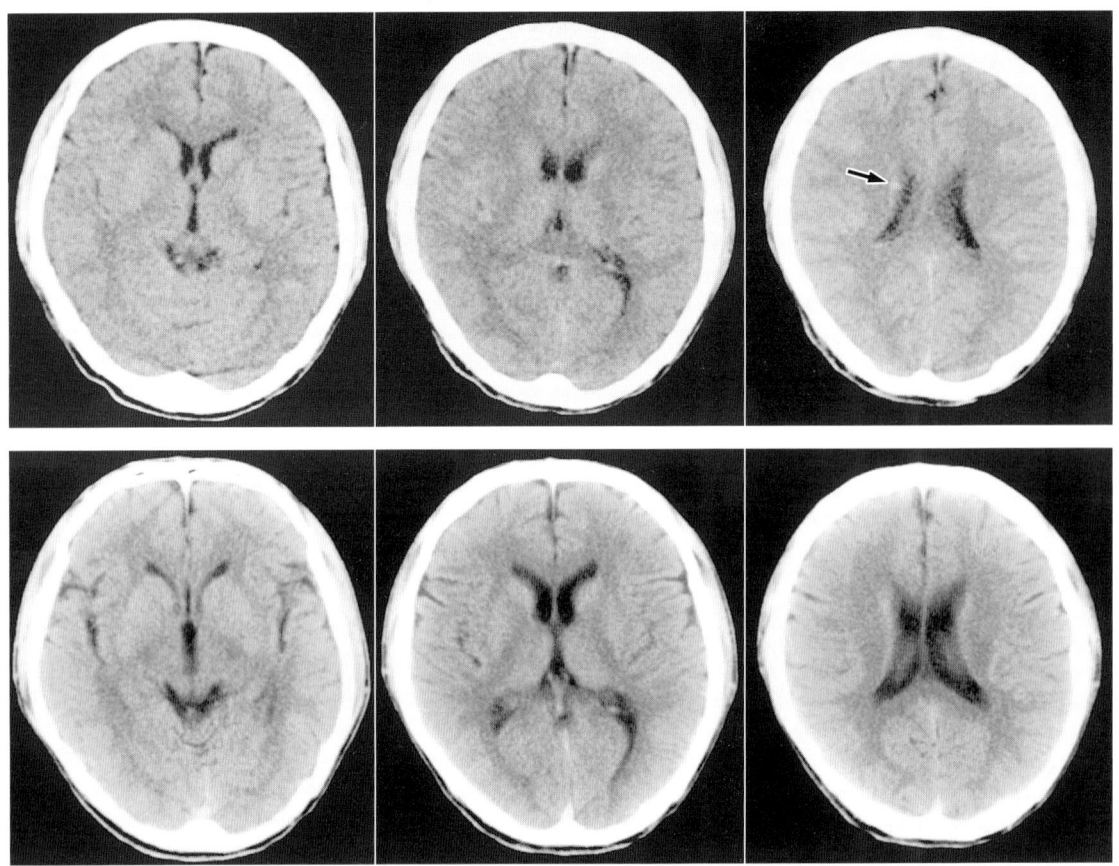

図2 症例2 上段（受傷当日），下段（1年後）

●図2説明

　上段：受傷当日のCTスキャン．右放線冠に小さな淡い高吸収点（点状出血）を認める（➘）以外はほぼ正常画像である．頭皮の打撲・腫脹は確認できない．脳室はこの年齢相応の正常サイズである．点状出血は組織断裂出血（Wilberger 1990）であり，びまん性軸索損傷の指標である．

　下段：1年後の頭部CTスキャン．一見したところ正常である．しかし，受傷当日と比較すると，脳室が軽度拡大していることが第3脳室（横幅）の増大から見てとれる．両側のシルビウス裂や脳表の脳溝もわずかに拡張している．びまん性軸索損傷の慢性期画像であり，**症例1よりもやや軽度な"脳外傷による高次脳機能障害"**の画像所見と言える．

【外傷後植物状態】

　"脳外傷による高次脳機能障害"は最重度：GOS＝Persistent Vegetative State

症例3：受傷時34歳男性

　本例は交通事故ではない．高所から転落し直後から昏睡と除脳硬直が続いてい

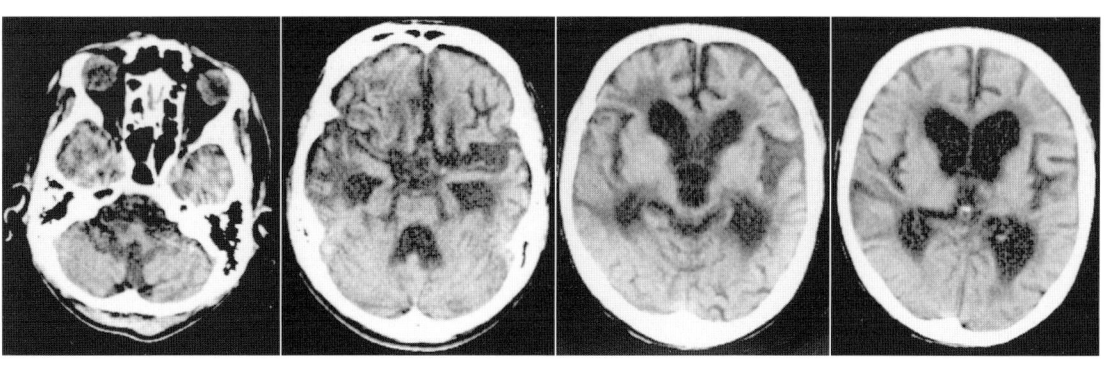

図3A　症例3　受傷6年後

る．当初は右側頭葉に挫傷性出血を認めた．6年後も昏睡から回復せず植物状態のまま四肢の除脳硬直を呈している．

● 図3A 説明

受傷6年後の単純CTスキャン．比較すべき受傷前や受傷当日の脳画像はないが，全脳室の極端な拡大と大脳，脳幹，小脳の萎縮は誰の目が見ても明らかである．左前頭・側頭葉皮質下に低吸収域を認める．脳室周囲低吸収域も多少認められる．比較すべき受傷前や受傷当日の脳画像はないが，植物状態の剖検脳肉眼所見（図3X）と符合する．（脳神経外科 22：723-730，1994 より医学書院の許諾を得て複写改変）

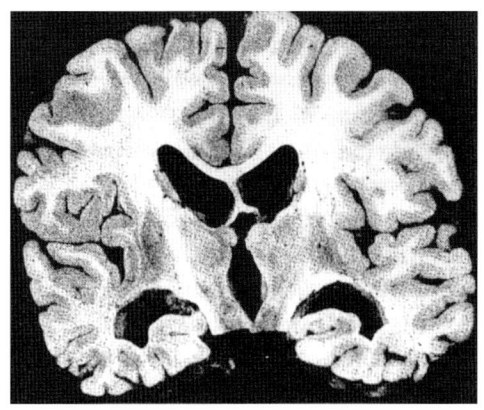

図3X　大脳冠状断割面の肉眼写真の参考呈示．びまん性軸索損傷後7ヵ月経過後の病理解剖（Adams 1977 より許諾を得て転載）

● 図3X 説明

Adams ら（1977）の論文中の図15を複写．直撃型びまん性脳損傷（＝びまん性軸索損傷）後の病理解剖大脳冠状断割面の肉眼写真．受傷後，意識障害のまま7ヵ月間生存した49歳女性．「直撃型びまん性脳損傷により軸索が変性を起こして白質の体積減少と脳梁の菲薄化をきたした結果，全般性脳室拡大を惹き起こしている」，と記載されている．(Reproduced with permission from Brain 100：489-502, 1977. Copyright ©(1977) Oxford University Press. All rights reserved.)

【"脳外傷による高次脳機能障害"の読影上のポイント】

慢性期脳画像—全般性脳室拡大の程度が"脳外傷による高次脳機能障害"を反映する

　"脳外傷による高次脳機能障害"を残した症例では，受傷後数ヵ月で側脳室から第4脳室に至る脳室が全般性に拡大する．これはびまん性軸索損傷慢性期の画像所見でもある．

　頭部衝撃により白質の神経線維（軸索）がびまん性に傷害され間引きされた結果，白質の体積が減少し脳室が代償性に拡大することは，すでにAdamsら（1977）が病理解剖屍の大脳割面写真とともに明快に指摘している（図3X）．"脳外傷による高次脳機能障害"の二本柱である全般性認知機能の低下と情動障害（人格変化）（Borgaro 2002）は従来型の高次脳機能障害との類似から前頭葉や側頭葉の損傷に帰せられやすいが，ほとんどはびまん性脳損傷・びまん性軸索損傷によるものであり，健常老人脳に見られる脳の加齢現象と類似しているとも指摘されている（Jennettら1981a，益澤2003）．

　脳外傷生存者においても，脳画像上の脳室拡大の程度がびまん性軸索損傷後遺症，ひいては，"脳外傷による高次脳機能障害"の重度と定量的に関連している（益澤ら1996）．第1章では脳室拡大の程度と"脳外傷による高次脳機能障害"との関連が理解できるような事例を並べたので，とくとご鑑賞頂きたい．

受傷当日脳画像の重要性：

　頭部外傷直後に脳内点状出血や脳室出血などが認められれば，びまん性軸索損傷と診断できる（第3～7章参照）．また，"脳外傷による高次脳機能障害"を後遺しやすいと予測できる．受傷直後に意識障害があれば，当日の脳画像が"正常"であっても，びまん性軸索損傷である可能性が高い（第2章参照）．

　そればかりではない．受傷当日の頭部画像フィルムを入手・観察することは慢性期の脳室拡大を検証するためにも重要である．一般に，脳室は加齢により拡大するが，同年齢でも個人差が大きい．そこで，受傷当日の脳画像を参照して外傷前の脳室サイズの代用にすることが勧められる（第10章参照）．

　受傷当日の頭部画像フィルムは受傷前の脳室サイズを反映するばかりでない．外傷前の脳病変のもろもろを反映している．外傷後に脳梗塞や脳出血性病変が認められた場合，これが外傷当日にすでにあったかどうかを確認できる（症例15，22，26，31，34参照）．場合によっては，以前の脳外傷による古い脳挫傷痕が見つかることもある．

急性期脳画像読影上のポイント：

　脳内点状出血はそのまま消える，あるいは，周囲に低吸収量を残して消えることもあれば，次第に増大して脳内血腫に成長することもある．脳室出血や迂回槽クモ膜下出血などは次第に吸収される．

　亜急性期には，本書の多くの症例で見られるように，頭蓋骨と脳表との間に液が貯留しやすい．クモ膜下腔，あるいは，硬膜下腔の液貯留である．MRIのT2強調画像で腔内にflow voidを見ればクモ膜下腔と判明する（症例6，17，20）が，一般には区

別しないで脳外液貯留と言う．多くは慢性期までに消退するが，一部は慢性硬膜下血腫に発展し，その時点で二次性びまん性脳損傷を起こすこともある．

　局在性脳損傷も合併しやすい．クモ膜下出血，急性硬膜下血腫や急性硬膜外血腫などは当初から目立つ場合と受傷翌日に増大する場合とがある．脳表・皮質下の脳挫傷は翌日以降に遅れて増悪することが多い（有賀1979a）．こうした局在性脳損傷が増大すれば片麻痺などの神経徴候や従来型の高次脳機能障害を起こす可能性があり，また，脳全体を圧迫すれば虚血などによる二次性びまん性脳損傷を残す．二次性びまん性脳損傷は，急性期に呼吸障害による重度の低酸素状態や高度の循環不全が続くことによっても生じる（低酸素脳症）．

外傷後植物状態と脳振盪

　外傷後の植物状態は最重度のびまん性脳損傷（多くは，びまん性軸索損傷）であり，外傷直後の意識障害が遷延している状態である．若年者は，ときに，この状態から回復することもあるが，その多くは次の段階：重度の"脳外傷による高次脳機能障害"に移行し，高度の認知障害と情動障害を呈する．

　植物状態の対極にある最軽度のびまん性軸索損傷が脳振盪である．数分〜数時間の初期意識障害のあと，元通りに回復するが，数ヵ月間にわたって，不定愁訴とともに，物忘れ，易怒性，めまい（ふらつき感）などを訴えることがあり，脳振盪後症候群とされている．我が国では，"いわゆる頭部外傷後遺症"（非器質性疾患）とされることもあるが，上記の物忘れ，易怒性，めまいなどの症状は"脳外傷による高次脳機能障害"の特徴である認知障害，情動障害，小脳失調にほかならない．脳振盪がびまん性軸索損傷の最軽症型である（Peerless 1967）ことは，びまん性軸索損傷の病理所見がしばしば認められることや，"ボクサー脳"の病態（15頁**コラム【ボクサー脳】**参照）からもわかる．

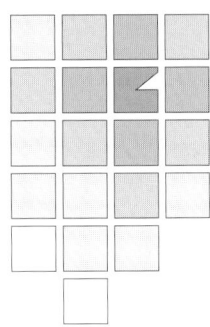

第2章
受傷直後の脳画像は"正常"のこともある

　びまん性軸索損傷（DAI）は"脳外傷による高次脳機能障害"をもたらす主要な病態である．DAIのなかには，受傷当日のCTスキャンが"正常"脳画像を示すことがある（Leviら1990）．あっても頭皮の打撲・腫脹ぐらいである．本章ではこうしたDAIの画像を見てみよう．

　DAIに特徴的な画像所見である脳内点状出血（組織断裂出血）・脳室出血・迂回槽出血は頭部衝撃による動的歪みが軸索だけではなく脳内や脳室壁などの微細血管も損傷させたことから生じる所見であり，軸索損傷そのものを画像として見ているのではない．衝撃の程度によっては軸索損傷だけで微細血管損傷を伴わないDAIがあっても不思議ではない．つまり，脳挫傷などの局在性脳損傷を伴わない pure DAI であって，かつ，微細血管損傷を伴わなければ，脳画像所見は"正常"である．この事実をわきまえておかないと，頭部外傷の画像診断で「脳画像は正常所見だから脳外傷は無いだろう」と思いこむことがある．要注意である．

【受傷当日は正常脳画像例】
"脳外傷による高次脳機能障害"は重度：GOS＝Severe Disability 4

症例4：受傷時62歳男性
　車対車の交通事故により昏睡状態で搬入され，ただちに気管内挿管で集中治療．10日ほどで意識は戻った．歩行障害を残して軽快退院後，施設入所となる．自覚的愁訴はほとんど得られない（自己洞察力が低下している）が，数分前のことや今聞いたことが半分しか記憶に残らない．用便，入浴は要介助．多弁で感情にむらがあり意欲がなく興奮しやすい．長谷川式簡易知能評価スケール改訂版 HDS-R（長谷川式改）スコア（30点満点）＝8点（4ヵ月後）から25点（1年半後）に上昇．
　認知障害と人格変化を併せ持った典型的な"脳外傷による高次脳機能障害"である．画像上も器質的脳損傷を示す脳室拡大が認められる．

●図4説明
　A：受傷当日のCTスキャン画像．頭蓋内出血などの外傷所見は認められず，pure DAIと診断される．透明中隔嚢胞（＊）と後方に続くベルガ腔嚢胞が存在する．迂回

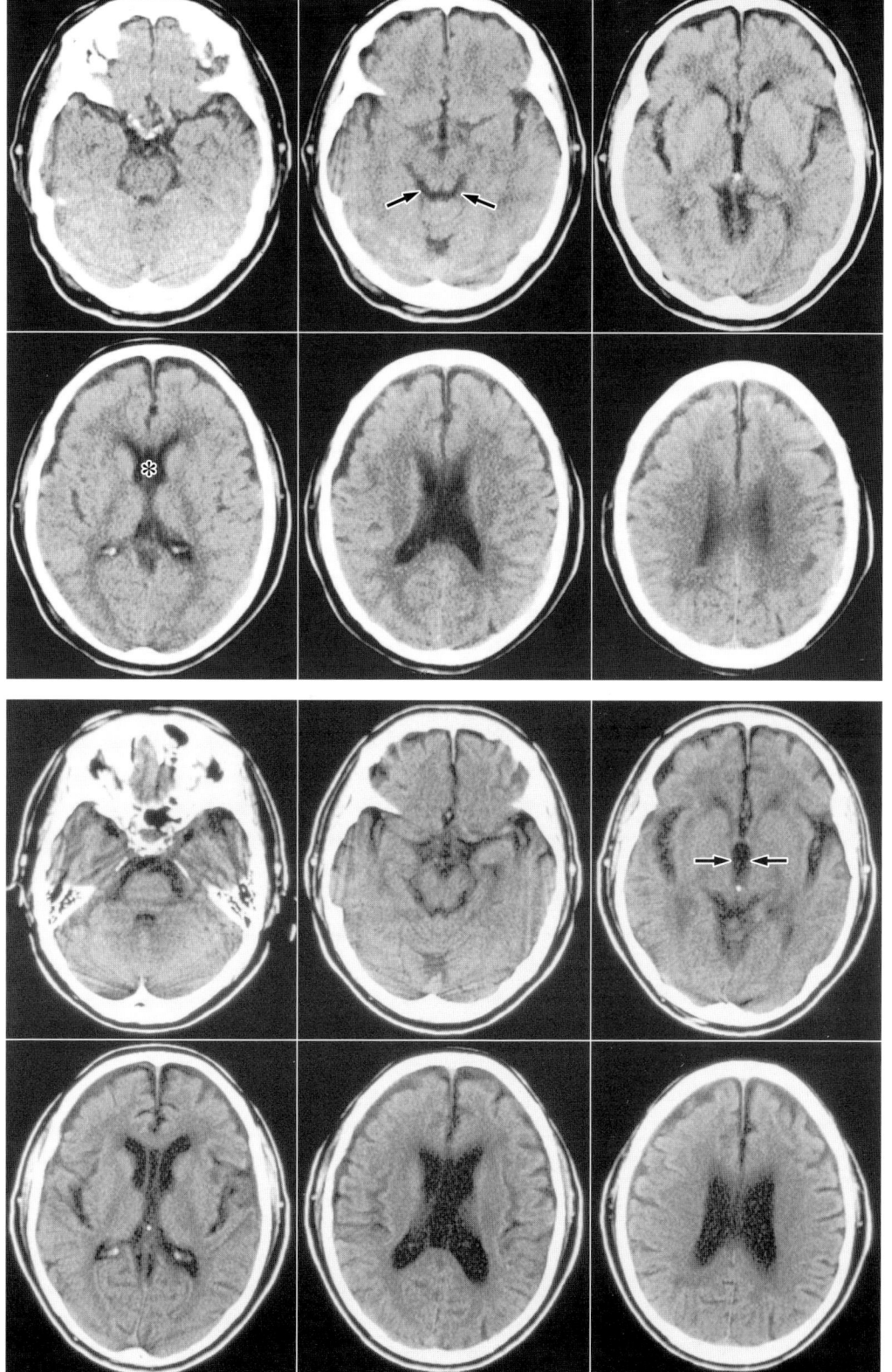

図4A
症例4
受傷当日

図4B
症例4
1年半後

槽（↗ ↖）〜脳幹周囲槽が開存していることから汎性脳腫脹は否定される．両側前頭部に薄い脳外液貯留が認められるが，以前からの軽度脳萎縮によるクモ膜下腔拡大であろう．頭皮打撲創は判然としない．

B：1年半後のCTスキャン．両側前頭部脳外液貯留は不変であるが，全脳室が受傷当日と比較して明らかに拡大している．第3脳室横幅（→ ←）はほぼ倍増である．脳溝やシルビウス裂も拡大している．全般性脳室拡大と脳萎縮所見であり，"脳外傷による高次脳機能障害"の診断と符合する．

【受傷当日は正常脳画像例】

"脳外傷による高次脳機能障害"は軽度：GOS＝Good Recovery 1

症例5：受傷時6歳女児

> 自転車走行中に車にはねられ，昏睡状態で搬送された．1ヵ月で意識は改善したが，右不全片麻痺による軽度の跛行と，ふらつきと右眼球運動障害を残した．また，軽度の集中力低下と記銘力低下が認められた．急性期脳画像は"正常"所見である．慢性期に軽度の脳室拡大を残した．

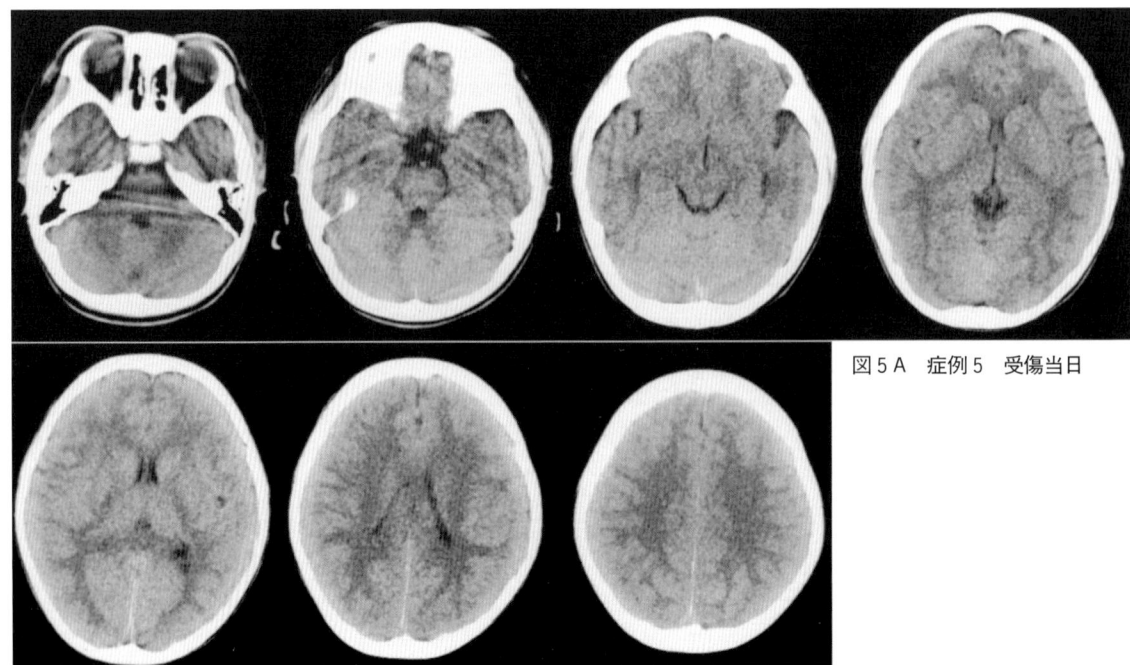

図5A　症例5　受傷当日

●図5説明

A：受傷当日のCTスキャン．頭蓋内に所見なし．迂回槽，脳幹周囲槽は開存しており脳腫脹は否定される．脳室は狭小であるが，この年代では生理的（正常）であることに注意．（文献28の図4：年齢別正常脳画像を参照）

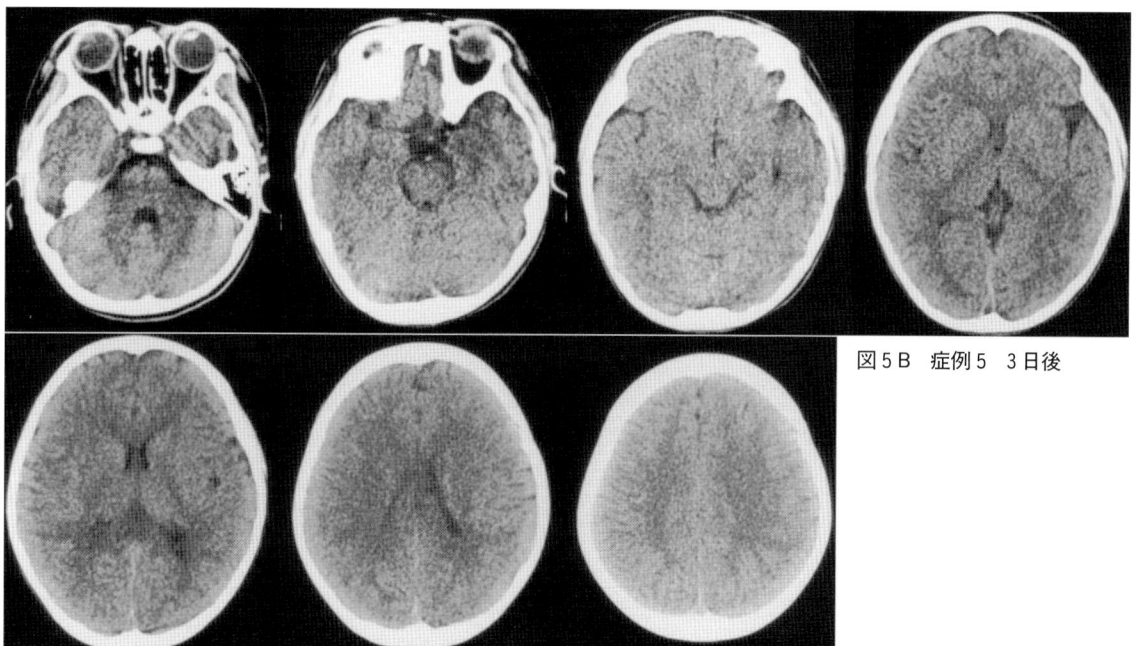

図5B 症例5 3日後

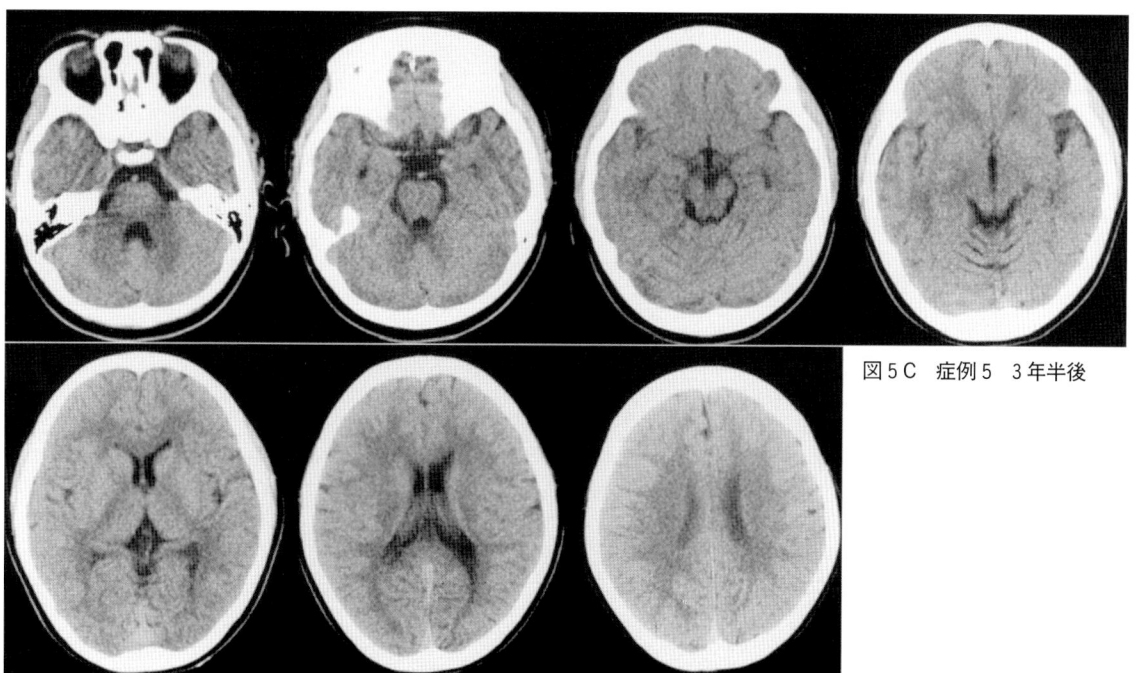

図5C 症例5 3年半後

B：3日後のCTスキャンでも同様であり，遅延性出血（有賀ら1979a）などは出現していない．

C：3年半後のCTスキャン．一見正常に見えるが，全脳室が拡大している．判定根拠は，受傷当日画像との対比である．若年者の脳室はもともと生理的に狭小であるために，本例のように外傷後にかなりの脳室拡大が生じても気付かれないことが多い．

【受傷当日はほぼ正常脳画像例】
"脳外傷による高次脳機能障害"は中等度：GOS＝Moderate Disability 3

症例6：受傷時58歳男性

横断歩行中の交通事故で昏睡となり，意識が戻るまで2ヵ月以上を要した．左に強い両側性痙性片麻痺（痙性四肢麻痺）と不安定性のために杖歩行状態で，施設に入所している．記憶・記銘力障害があり，長谷川式改＝23点（30点満点）．興奮，拒絶などの情緒障害も強い．尿便失禁はない．脳画像では，1週間後のMRIで組織断裂出血とおぼしき所見があるものの，当初は正常像である．また，慢性期の脳室拡大が著明である．

● 図6 説明

A：受傷当日のCTスキャン．頭部が傾いて撮像されている．左側頭部に頭皮打撲創（⤴）がある．脳内所見は，左傍矢状部白質内に淡い白点（←）があり，滑走性脳挫傷（第5章）が疑われるが判然としない．ほぼ正常像である．

B：5日後のCTスキャン．右＞左頭蓋内脳外に液が貯留し始めている．

C：1週間後のMR画像．脳外液貯留がやや増大している．T2強調画像（下段）で

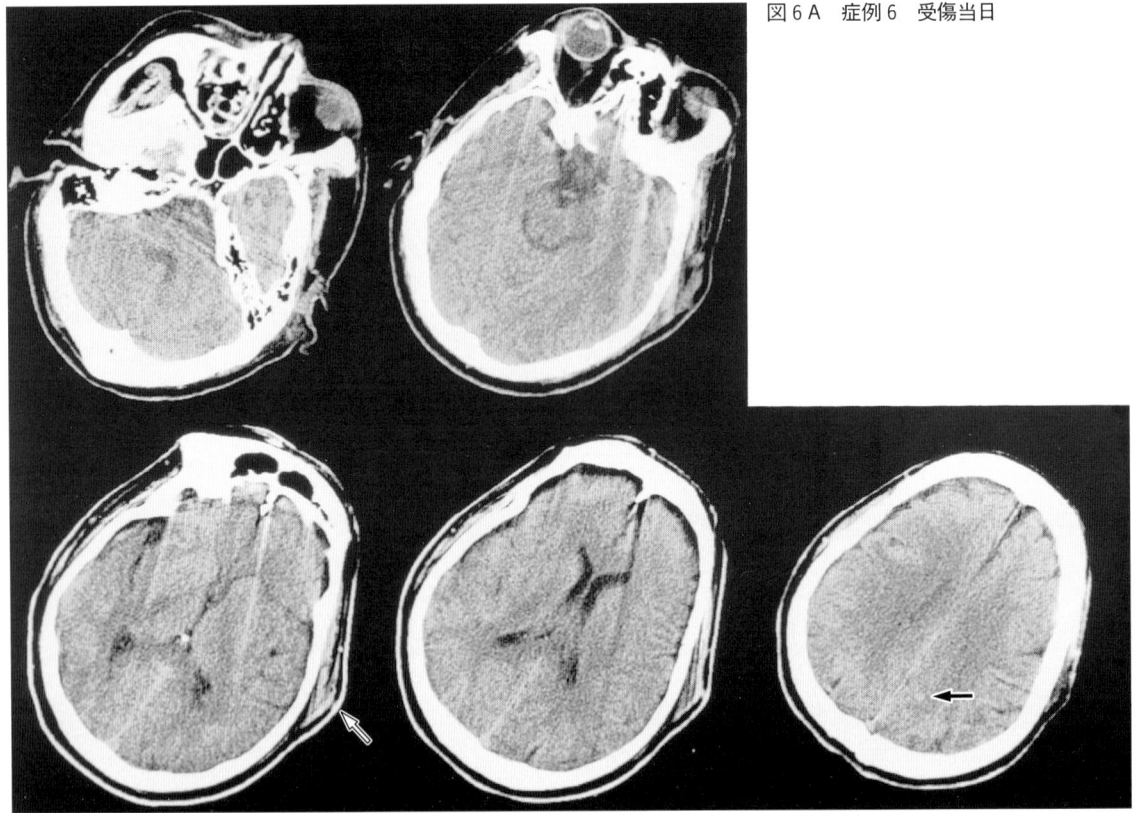

図6A　症例6　受傷当日

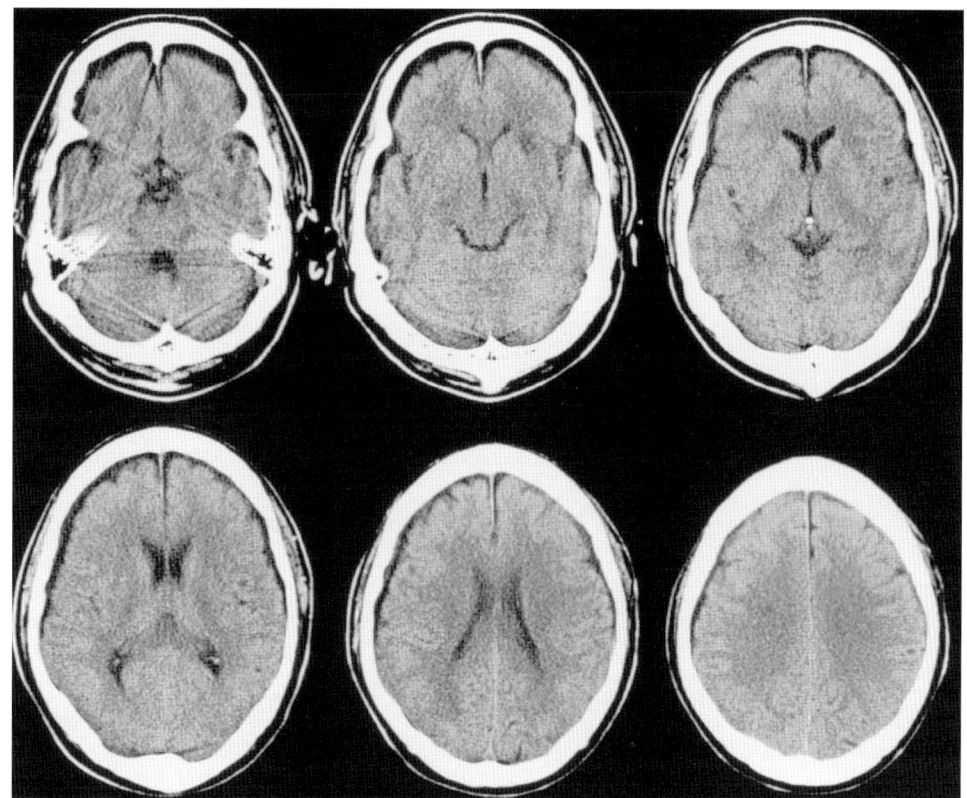

図6B 症例6 5日後

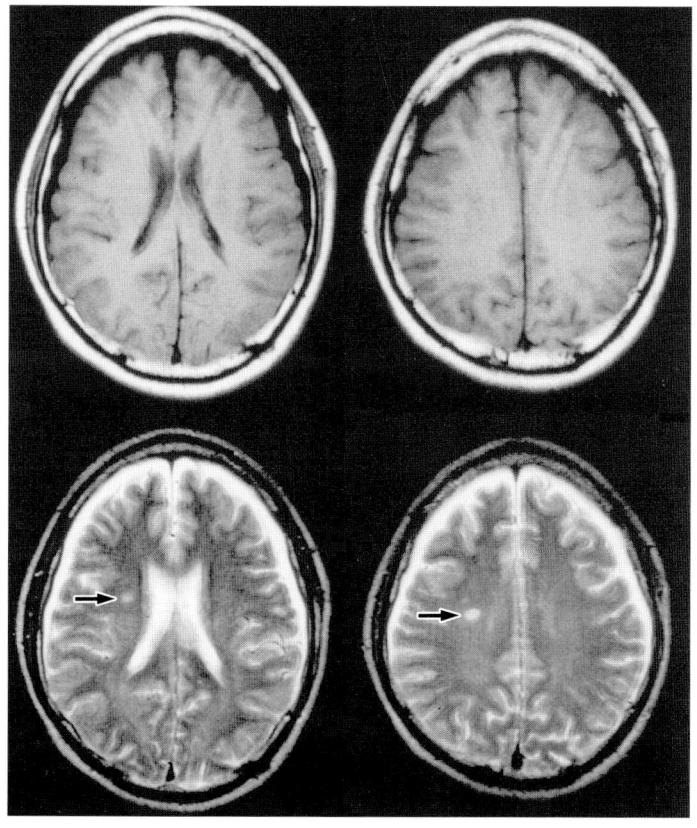

図6C 症例6 1週間後

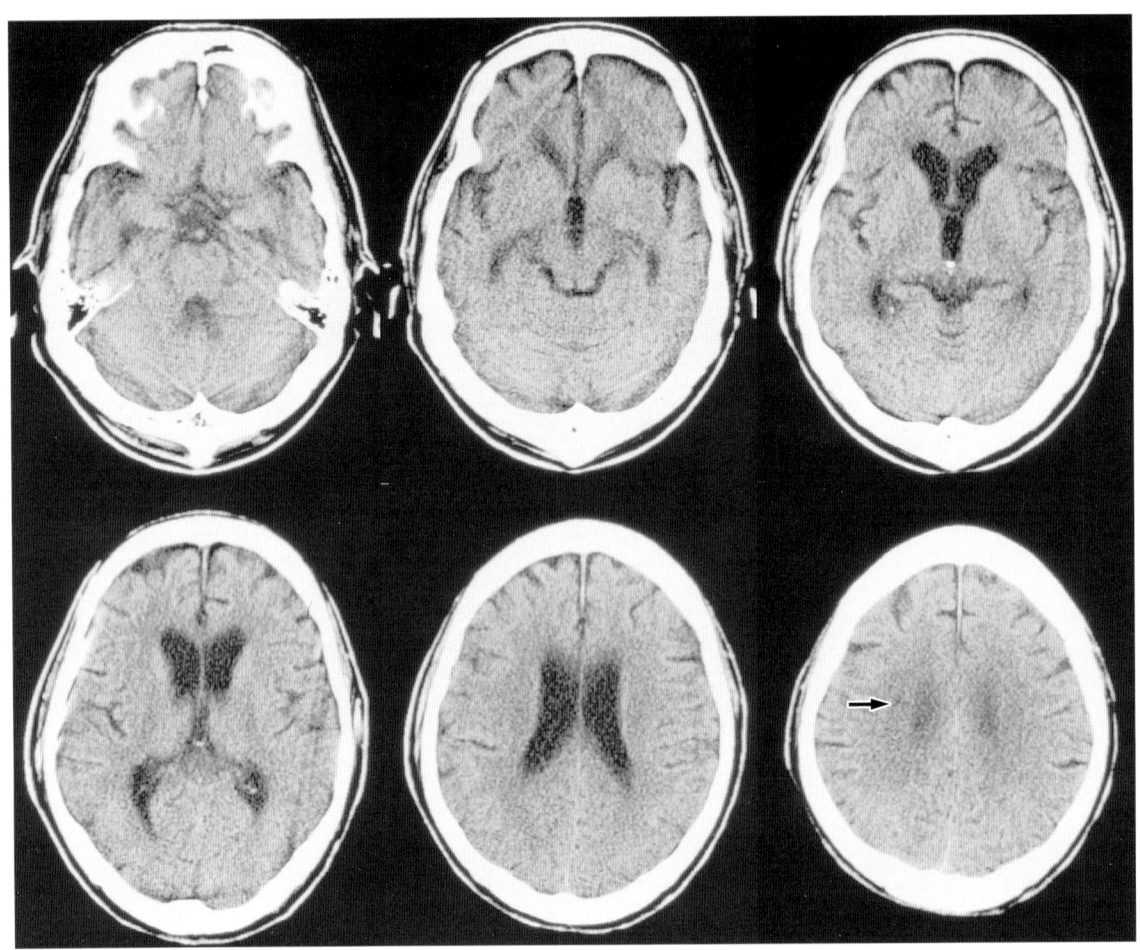

図6D 症例6 3ヵ月後

は，印刷画像では見難いが，貯留液内に flow void が認められるのでクモ膜下腔拡大と判定される．また，右放線冠〜傍矢状部白質に高輝度点を認める（→）．組織断裂出血後の亜急性変化と考えられる．

D：3ヵ月後のCTスキャン．脳室拡大がかなり目立つ．また，右放線冠に先ほどの出血後変化の痕跡が認められる（→）．

【正常脳画像所見を呈するびまん性軸索損傷の診断上のポイント】

びまん性軸索損傷（DAI）でありながら，DAIに特徴的な組織断裂出血や脳室出血などを伴わず，さらに脳挫傷や硬膜下血腫などの局在性脳損傷も伴わないと受傷直後の脳画像所見は"正常"に見える．そして，DAIでないと誤解されやすい．

DAI臨床診断の基本は受傷の瞬間に始まる意識障害の存在である（Sahuquillo-Barris 1988）．つまり，頭部外傷直後に意識障害を呈した例では，正常脳画像であってもDAIと診断してほぼ間違いはない．また，慢性期に全般性脳室拡大/脳萎縮所見があ

り，"脳外傷による高次脳機能障害"と随伴する神経徴候（小脳失調と痙性片麻痺）が認められれば，DAI であったと追認できる．

　今回呈示したうちの 2 症例は痙性片麻痺〜痙性四肢麻痺を残している．症例 6 では 1 週間後の T2 強調 MR 画像で右放線冠〜傍矢状部白質に高輝度点があり，左痙性片麻痺との結びつきが推定される．しかし，右軽度片麻痺を説明できる画像所見は見当たらない．症例 5 では，右不全片麻痺を説明できる画像所見に乏しい．一般的に，DAI は痙性片麻痺・四肢麻痺を伴いやすいが，これを説明できるような画像所見が必ずしも得られるわけではない（第 5，6 章を参照）．症例 6 のように，あとから MRI 検査を行うと CT スキャンでは見つからなかったような微細な出血や出血後変化が見つかることがある．症例 4，5 においても急性期に MRI 検査を行えばこうした病変が見つかった可能性も無しとは言えない．

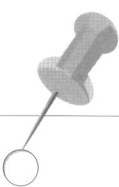

> [!NOTE] コラム
> ## ボクサー脳
>
> 　"ボクサー脳"とは長年プロボクサーとして試合に臨んできた選手が年をとってから精神的におかしくなり，ときには精神病院に収容されるようになった状態を指す．拳闘家脳症，パンチドランク症候群ともいう．文献報告からは，25〜50 試合ほど闘ったプロボクサーに起こりやすい．かわし屋（相手のパンチを避けながら試合を進めるタイプ）よりも打たれ屋（打たれても打たれても前に進んでいくタイプ）に多いともいう．症状は，記憶力が悪くなり忘れ易い，怒り易くなり，社会のルールを踏み外した行動をとりやすい，などである．また，パンチドランクの名の通り，酒も飲まないのに酔っぱらったようにふらついて歩く小脳失調がある．痙性片麻痺や錐体外路徴候も伴う（Peerless 1967）．まさに，"脳外傷による高次脳機能障害"と附随する神経徴候である．病理学的に，また，脳画像所見で，脳室拡大と脳萎縮が指摘されている．機序はやはりびまん性軸索損傷である（Lampert 1984）．これの意味するところは，軽度の頭部外傷と思われていた脳振盪や亜脳振盪（意識を失うほどではないが，よろめいてぼんやりする程度）でも度重なると重大な脳障害（びまん性軸索損傷）を残すことである．つまり，脳振盪においてもわずかながらも非可逆的な軸索損傷が起こっており，くりかえすとそれが積み重なって重度の脳外傷を一回受けたと同等の脳損傷を残すのである．

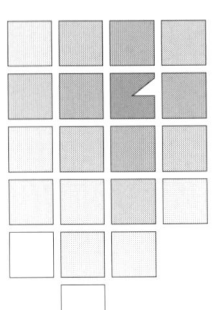

第3章
急性期の迂回槽・中脳周囲槽出血

びまん性軸索損傷急性期には，脳内組織断裂出血や脳室出血がしばしば認められる．迂回槽出血・中脳周囲槽出血もその一つである．脳表やシルビウス裂のクモ膜下出血は局在性脳損傷に含まれるが，迂回槽・中脳周囲槽のクモ膜下出血はびまん性軸索損傷に特徴的な急性期画像所見とみてよい．

【迂回槽出血と脳室出血が認められた例】
"脳外傷による高次脳機能障害"は重度

症例7：受傷時63歳女性

交通事故直後から昏睡状態で搬送された．鎖骨骨折と肺挫傷を合併し，集中治療室管理と気管切開を受けた．意識障害は50日間続いた．右痙性不全片麻痺と体幹失調による歩行障害があり，リハビリ病院に転院するも，便失禁，失見当識，記憶・記銘力障害，易興奮と暴力，感情鈍麻，意欲低下が認められた．1年後に自宅退院．起床・着衣・洗面・食事を自発的にはせず，家族の指示・介助が必要である．壁を伝ったり床を這ったりしてトイレに行く．饒舌だが物事に関心を示さず，"人間としての喜怒哀楽がない"状態．長谷川式改＝15点（30点満点）．
上記の日常生活状況は"脳外傷による高次脳機能障害"が重度であることを示している．これは意識障害が比較的長く続いたことのほか，慢性期の脳室拡大が目立っている（図7B）ことからも裏付けられる．

●図7説明

A：受傷当日のCTスキャン．右前頭部に頭皮打撲創があり（◡），迂回槽から中脳周囲槽にかけてクモ膜下出血を認める（▶◀）．右側脳室に少量の脳室出血が溜まっている（→）．脳室サイズは年齢相応である．外傷以前からの陳旧性脳梗塞などは認められない．びまん性軸索損傷と診断される．

B：9ヵ月後のCTスキャン．側脳室から第4脳室にいたる全般性脳室拡大が明らかである．左シルビウス裂がやや開大しているが，受傷当日のCTスキャン（A）でも同様の傾向であり，外傷前からの所見であることがわかる．右片麻痺を説明できるような画像所見は見当たらない．

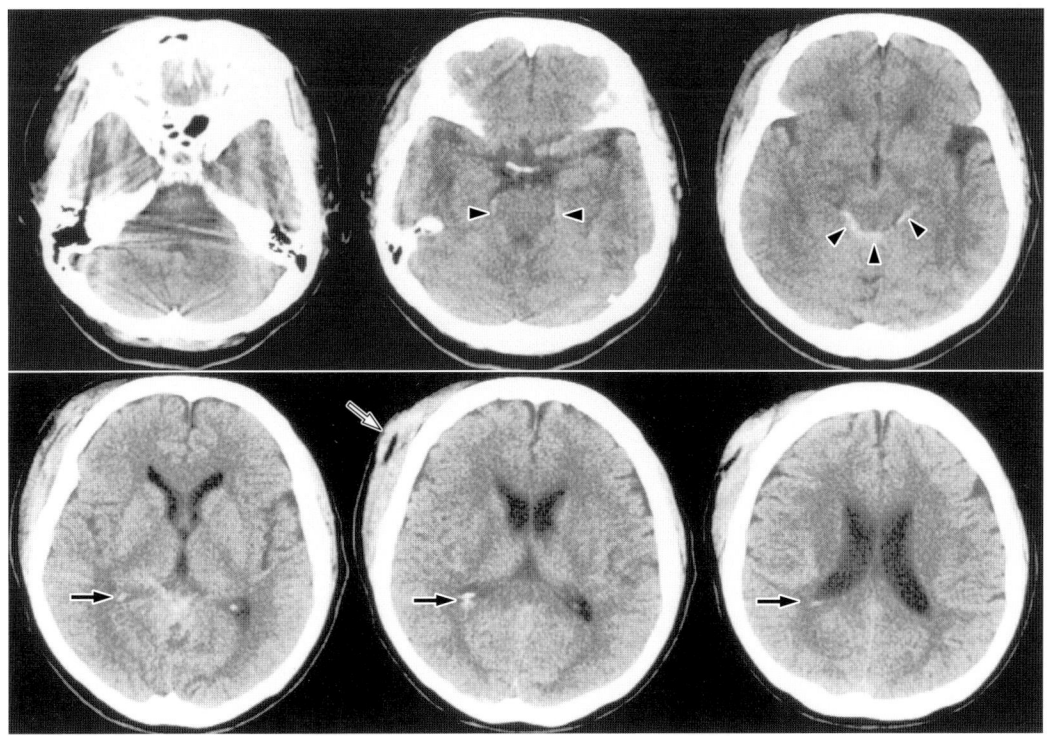

図7A 症例7 受傷当日

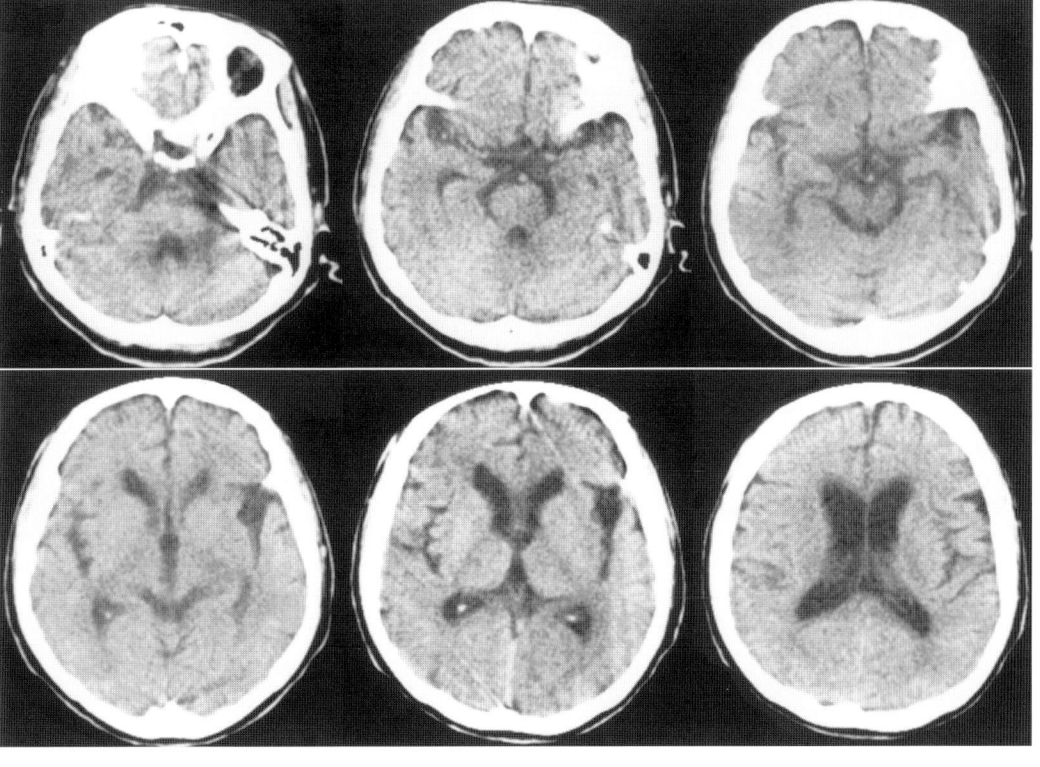

図7B 症例7 9ヵ月後

【迂回槽出血例】
"脳外傷による高次脳機能障害"は重度

症例8：受傷時43歳女性
受傷直後からの意識障害は1ヵ月で改善した．骨盤骨折あり．右片麻痺と精神機能障害を残すも，8ヵ月後，歩行器歩行の状態で退院．3年後，自覚的な訴えはないが，右片麻痺があり，また，構語障害で本人の発語は聴き取りにくい．今

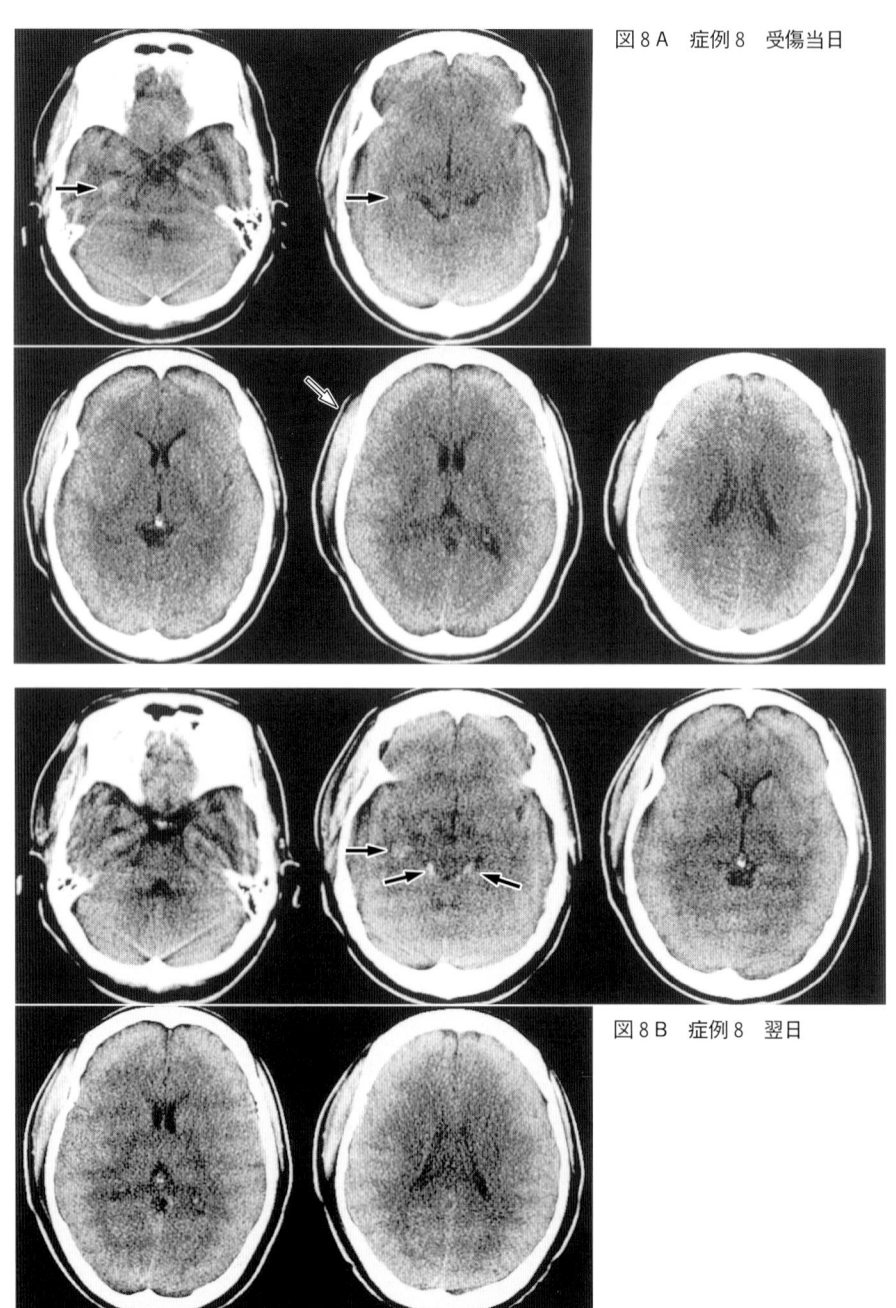

図8A　症例8　受傷当日

図8B　症例8　翌日

聞いたことも忘れがちで，お喋りで，依頼心が強く，自己主張が通らないと興奮し乱暴する．食事，用便，入浴，洗面，着衣はすべて要介助．長谷川式改＝7点（30点満点）．

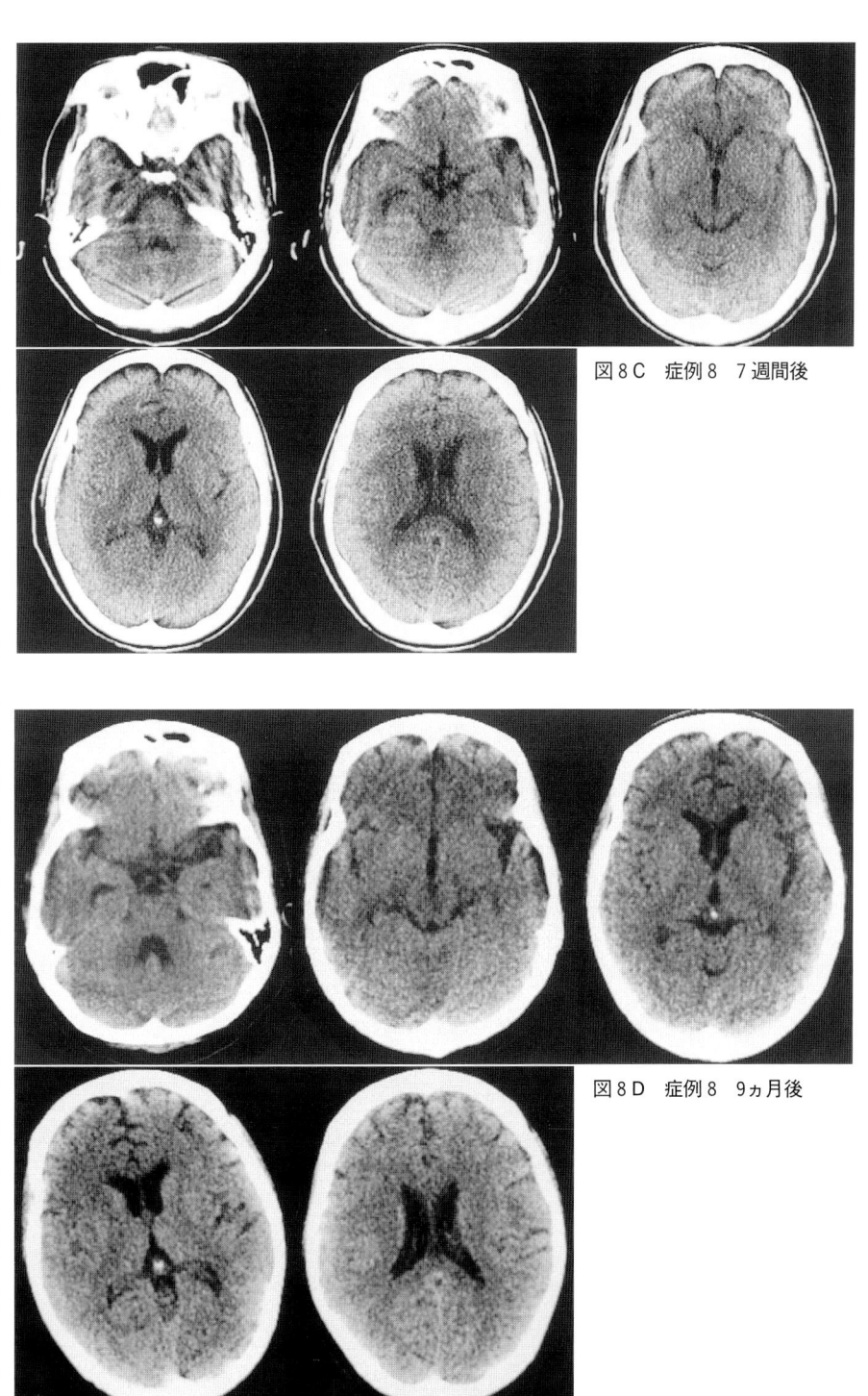

図8C　症例8　7週間後

図8D　症例8　9ヵ月後

●図 8（前見開き頁参照）説明

　A：受傷当日の CT スキャン．右側頭部頭皮が腫れている（⌣）．右側頭葉内側（脳室周囲白質）に淡い出血斑を認める（→）．迂回槽が開存しており脳腫脹は否定される．

　B：翌日の CT スキャン．迂回槽にわずかな出血を見る（→ ←）．右側頭葉内側の出血（→）は脳挫傷ではなく，組織断裂出血（Wilberger ら 1990）である．画像の横稿はアーチファクト．

　C：7 週間後の CT スキャン．出血は消退し，第 3 脳室横幅と側脳室がわずかに大きくなっている．右側脳室下角に軽度の限局性拡大があり，右側頭葉前部の脳挫傷が推定される．

　D：9 ヵ月後の CT スキャン．全般性脳室拡大が明らかであり，脳溝も開大傾向である．右側脳室下角の限局性拡大も残っている．検査中に頭位が動いていることから，本受傷者の検査への非協力性（知的レベル低下か）が窺える．

　担当医は脳室拡大・脳萎縮傾向に気付かず，右側頭葉内側の出血を脳挫傷と診断し，これが記憶障害や精神障害の責任病巣であるとした．しかし，片側性の側頭葉損傷ではこうした臨床症状を説明することには無理がある（第 8 章参照）．本例は迂回槽出血からもびまん性軸索損傷と診断される．右片麻痺を説明できる画像所見はない．

【迂回槽出血と脳室出血が認められた例】
"脳外傷による高次脳機能障害"は重度

症例 9：受傷時 18 歳男性

> バイク走行中衝突し昏睡状態に．1 ヵ月半で開眼するも，無動無言症が 3 ヵ月続いた．右片麻痺に対しリハビリを受け，杖と短下肢装具で平地歩行可能となって退院．しかしながら，3 年後に精神病院に入院．「常には無為，自閉緘黙的で，喜怒哀楽無いも，ときに精神運動興奮状態」と記述されている．その後，自宅退院となったが，人格崩壊し，社会生活不能．感情暴発による攻撃的性格変化があり，暴力を振るう．4 年後には，自宅に閉じこもり，日中も寝ており，食事は不規則．易怒性，徘徊，失見当識，記銘力障害高度，尿失禁，ろれつが回らない，などで，父親が欠勤して息子の面倒を見ることもあると．若年者の場合，受傷後数ヵ月～数年経ってこのように精神症状が増悪することがある．自己洞察力 self-awareness が低下しているなか，脳機能の回復途上で自分を取り巻く環境に対する中途半端な外界認識が生まれ，不適応性が吹き出した，と考えられる．器質性変化が進行したのではない．

●図 9 説明

　A：受傷当日の CT スキャン．左側に偏在した迂回槽出血がある（↖）．左側脳室に沿った出血（◀）と左側脳室後角の出血（←）も認められる．脳室サイズは年齢相当である．

　B：2 年後の CT スキャン．側脳室から第 4 脳室まで全般性に拡大している．左側脳

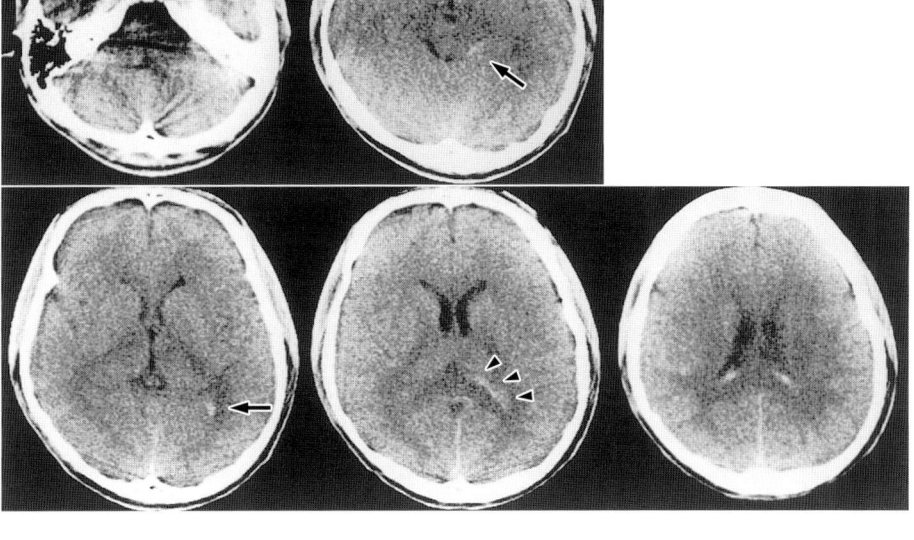

図9A 症例9 受傷当日

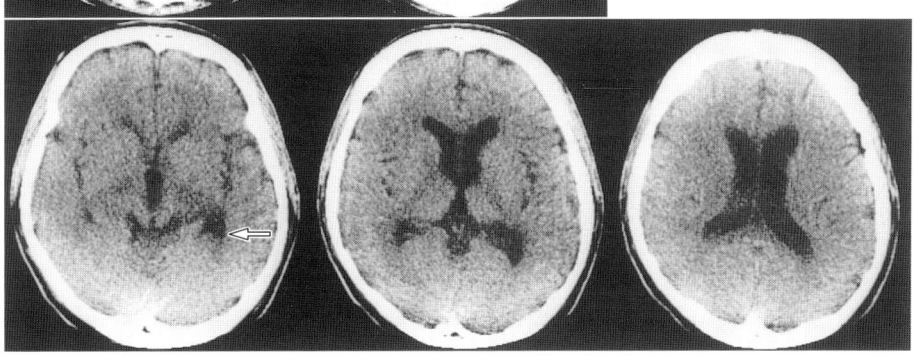

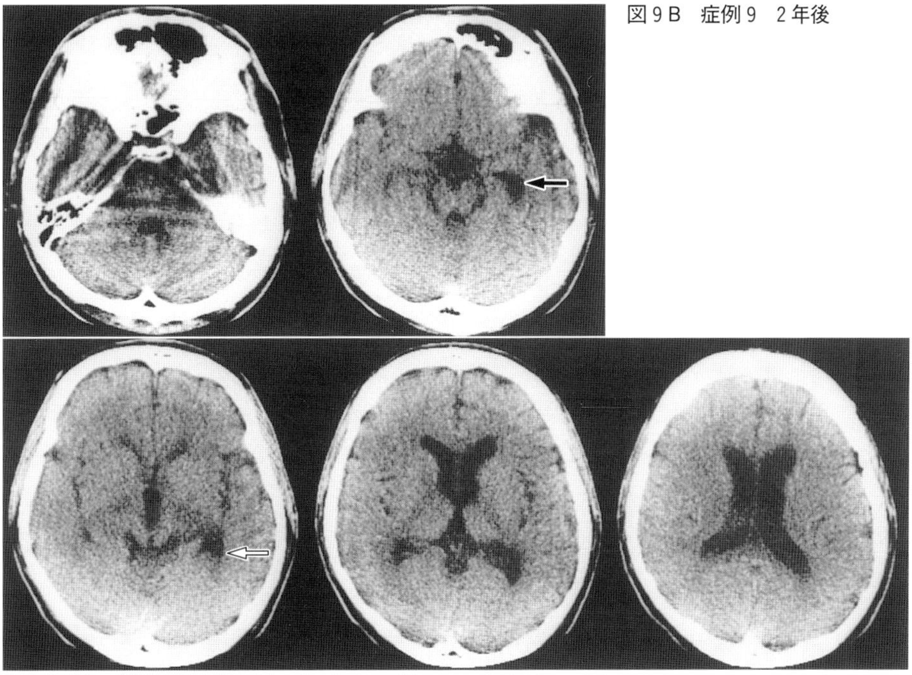

図9B 症例9 2年後

室下角（←）から三角部（⇐）までは限局性拡大も加わっている．左側頭葉の脳挫傷を伴ったびまん性軸索損傷である．（脳と神経 55：933-945，2003 より医学書院の許諾を得て引用改変）

X，Y：健常者のCTスキャン像の参考呈示．(X) は17歳男子，(Y) は77歳男性

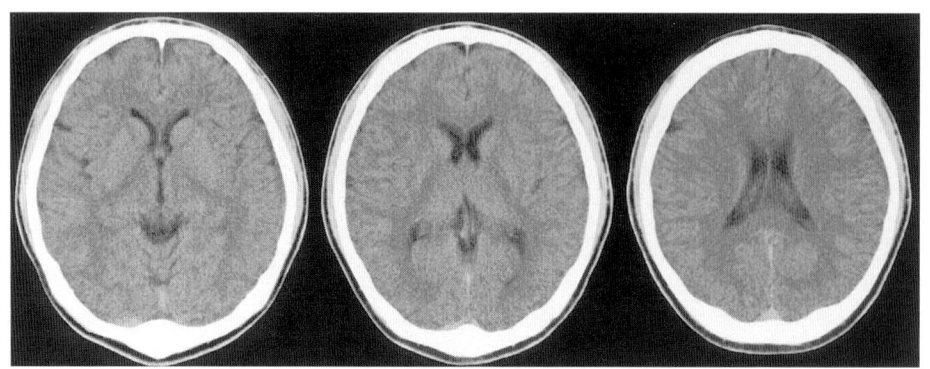

図9X　参考正常脳画像（17歳男子）

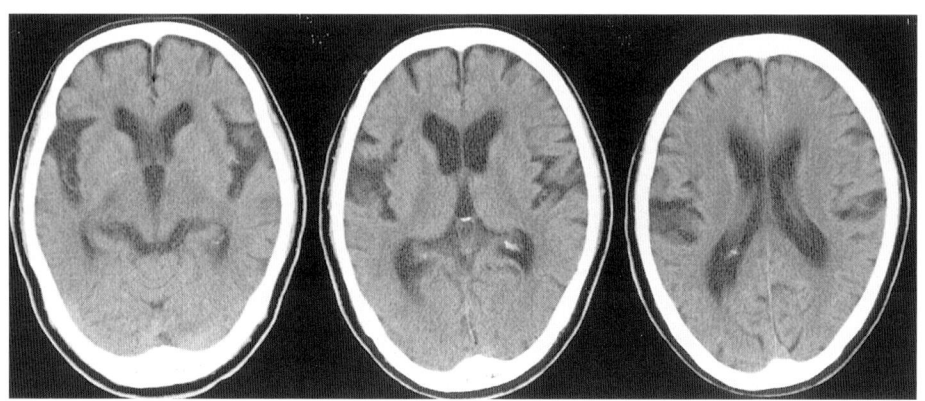

図9Y　参考正常脳画像（77歳男性）

である．もとより，同一年齢であっても，脳室サイズには個体差が大きいことはわきまえておかなければならないが，**症例9**の受傷日（A）と2年後（B）の脳室サイズが参考健常者（X），（Y）のそれにそれぞれ近似していることが読みとれよう．つまり，**症例9**では，正常若年者脳が脳外傷によって一挙に70代の高齢者脳に変化したとみることもできる．

　これは単なる外見的な近似ではない．すでにJennettら（1981a）は，重症頭部外傷（脳外傷）後遺症と正常高齢者との臨床的な類似性を指摘している．病理学的にも，正常高齢者脳の特徴は白質線維の減少であるとされている（Meier-Rugeら1992）が，びまん性軸索損傷の主座が白質線維であることと符合する．

【迂回槽出血の診断上のポイント】

　びまん性軸索損傷の画像所見として，脳内点状出血（組織断裂出血）や脳室出血はよく知られている．脳幹の中脳背外側病変もこれに含まれる（**症例10, 19, 20**）．さらに，迂回槽出血・中脳周囲槽出血もしばしば認められる所見である（本章の3症例のほか，**症例1, 25, 35, 36**）．一般に，クモ膜下出血は局在性脳損傷に分類されている（Leviら1990）が，迂回槽出血・中脳周囲槽出血については，びまん性軸索損傷に特

徴的な画像所見のひとつと見なしてよい．つまり，慢性期の"脳外傷による高次脳機能障害"を予見する所見であると言える．

　小児期，ことに幼児期から思春期，の脳室はもともと生理的に狭小な状態である．そうとは知らずに頭部外傷受傷児のCTスキャン画像を見ると，脳腫脹ありと誤認しやすい．さらには，慢性期の脳画像で脳外傷により拡大した脳室を見ても，「これが正常脳室サイズであり，急性期はやはり脳腫脹だったんだ（Bruceら1981）」と錯覚しやすい．**症例9**を同年の健常人脳画像（**図9X**）や年齢別正常脳画像（文献28の図4）と比較することにより，受傷当日の脳画像は脳腫脹ではなくこの年頃では生理的であることが理解できよう．なお，**第10章**では，受傷前と受傷当日のCTスキャンを並べて比較し，原則として受傷当日は脳室が狭小化していないことを示す．

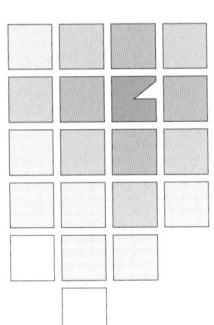

第4章
急性期の脳室出血が意味するもの

　頭部外傷受傷当日の脳画像で脳室出血が目立つ例もあるが，なかには目を凝らして見ないと見過ごすような脳室出血例もある．いずれにせよ，その意味するところは，びまん性軸索損傷 diffuse axonal injury である．本所見があれば，"脳外傷による高次脳機能障害"を後遺しやすいと予見できる．

【全脳室出血例】
　"脳外傷による高次脳機能障害"は重度

症例10：受傷時6歳男児
　交通事故直後から昏睡状態が続いたが，意識は2週間で回復した．2年後，左片

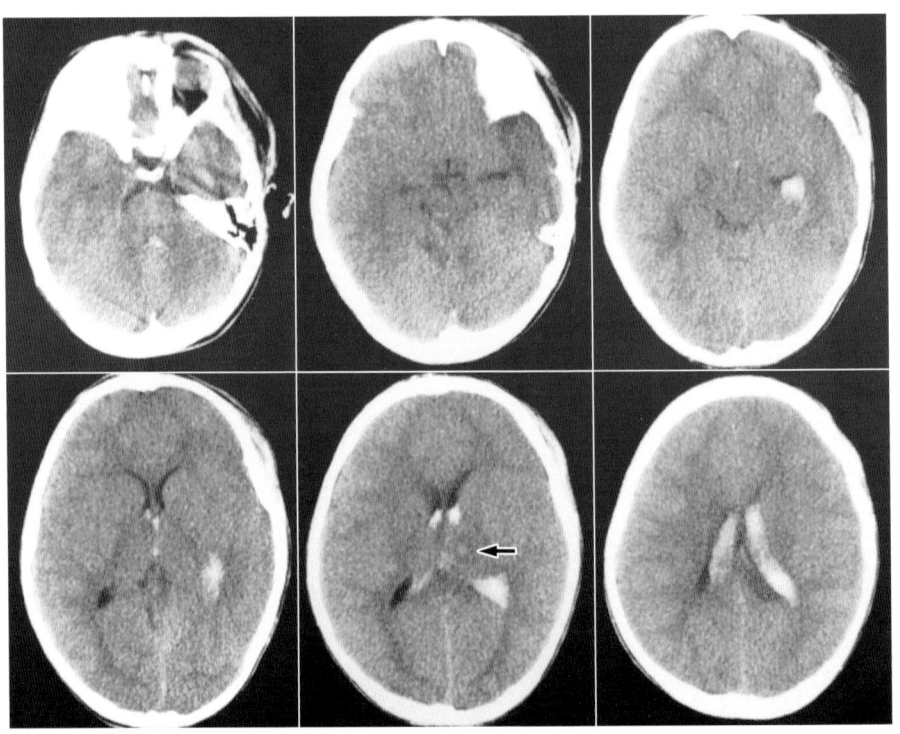

図10A　症例10　受傷当日

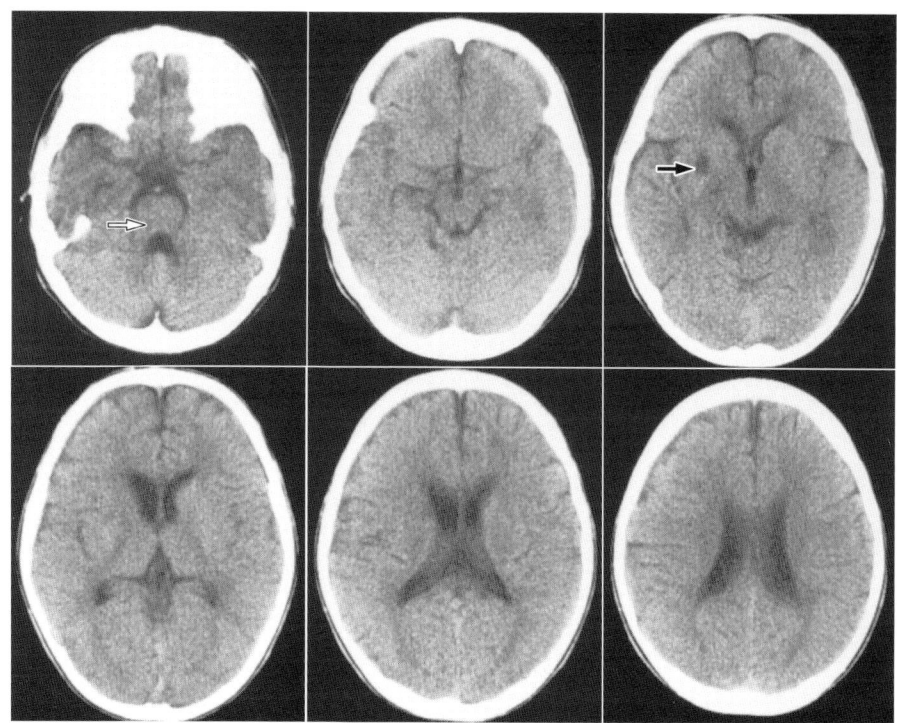

図 10 B 症例 10 3ヵ月後

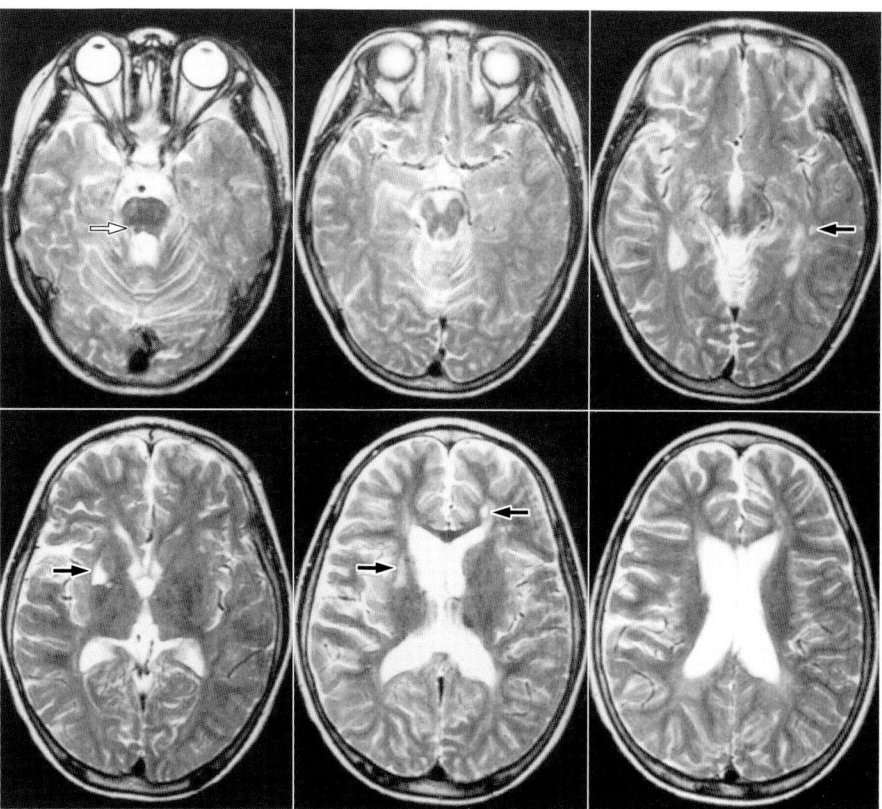

図 10 C 症例 10 2 年後

麻痺のため装具歩行であるが，体幹失調もあって転倒しやすい．発語は失調性である．今聞いたことや最近の出来事を忘れがちで，知的水準全般の低下が認められる．感情易変があり怒りやすい．ウェクスラー小児知能検査改訂版 WISC-R の成績は言語性 IQ＝65，動作性 IQ＝64，全 IQ＝58 と低い．

神経症状（痙性片麻痺と小脳失調）を伴った典型的な"脳外傷による高次脳機能障害"であり，下記画像所見（受傷当日の脳室出血と慢性期の脳室拡大）もそれを裏付けている．

● 図 10（前見開き頁参照）説明

A：受傷当日の CT スキャン．左側頭部頭皮に打撲創がある．側脳室から第 4 脳室におよぶ全脳室に出血が認められる．左視床にある淡い高吸収点（←）は組織断裂出血である．

B：3 ヵ月後の CT スキャン．右基底核に 1 cm 大の脳損傷痕が認められる（→）．受傷当日画像では認められなかったが，やはり組織断裂出血痕である．脳橋被蓋右背面にも小さな損傷痕陰影が見られる（⇨）．後二者はいずれも左痙性片麻痺と関連している．受傷当日と比較することで，両側脳室から第 4 脳室に至る全脳室が拡大し，脳表・脳溝も開大していることが読み取れる．右側脳室前角はさらに拡大している．

C：2 年後の軸位断 T 2 強調 MR 画像．右基底核〜放線冠損傷痕（→）のほか，左前頭葉深部と側頭葉深部の脳室近傍に損傷痕があり（←），脳橋被蓋右側にも小さな損傷痕がある（⇨）．大脳脚の右半分は明らかに萎縮しており，錐体路を含む投射線維（軸索）のワラー氏変性（順行性変性）を示している．全般性脳室拡大のほか，右側脳室前角がさらに限局性にも拡大している．ただし，これは T 2 画像なので脳室サイズが過大に表現されており，3 ヵ月後の時期（B）よりも脳室拡大が進行したとは言えない．なお，小児では，もともと脳室は生理的に狭小なので，外傷後の脳室拡大があっても目立ちにくいことに留意してほしい．

【側脳室下角にニボー（水平液面）が認められる例】
"脳外傷による高次脳機能障害"は軽度

症例 11：受傷時 46 歳男性

受傷直後の昏睡は 4 日間で改善した．1 年後，本人の自覚的訴えはない（自己洞察力低下）が，ろれつが回らず，ふらつく．見当識・記銘力低下があり，今聞いたことが覚えられない．多弁で，興奮しやすく，ときに目つきが変わって乱暴することがある．運動麻痺はない．ウェクスラー成人知能検査 WAIS-R では全 IQ＝90 と正常範囲におさまっているが，長谷川式改＝19 点（30 点満点）と低下．

神経症状（小脳失調）を伴い，認知（知的）障害と人格変化を併せ持った典型的な"脳外傷による高次脳機能障害"である．画像所見での脳室出血と慢性期の脳室拡大もこれを裏付けている．

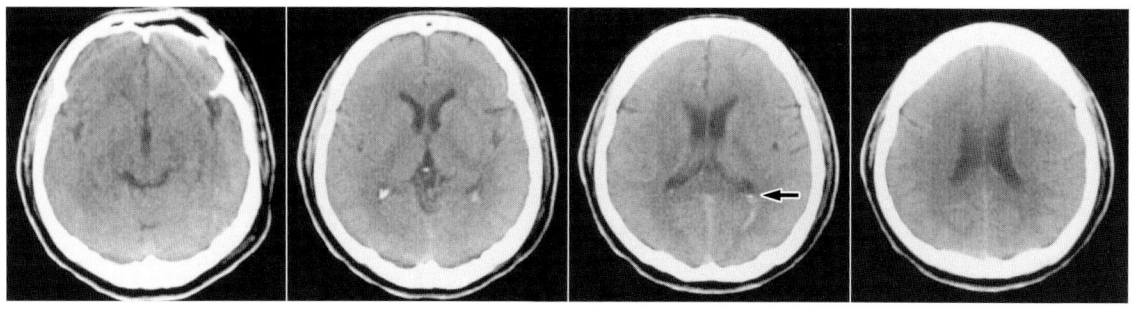

図11A　症例11　受傷当日

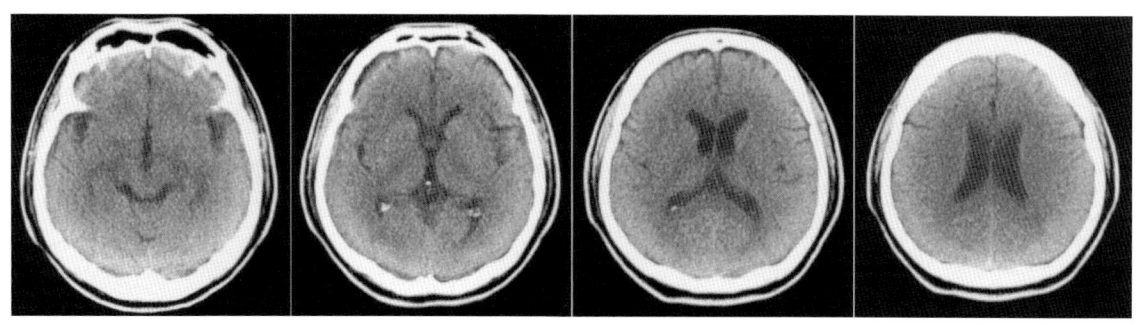

図11B　症例11　1ヵ月後

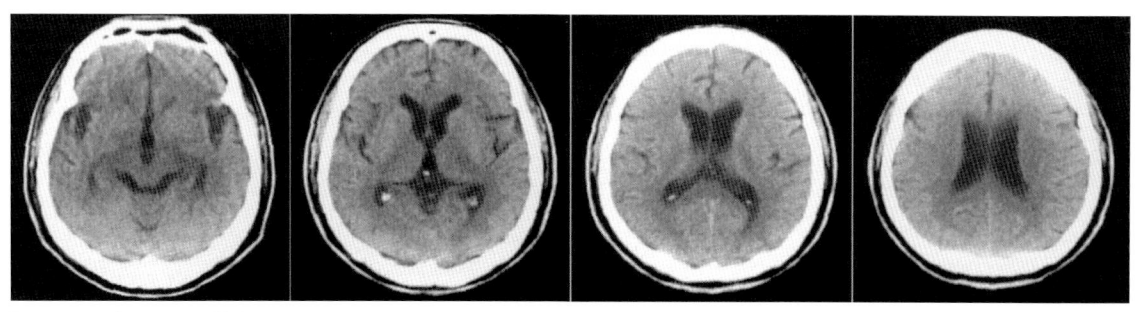

図11C　症例11　5ヵ月後

●図11説明
　A：受傷当日のCTスキャン．右側脳室後角に出血が溜ってニボーを形成している（←）．半月後のCTスキャン（呈示せず）では，両前頭部脳表に薄い脳外液貯留が認められた．
　B：1ヵ月後．脳外液貯留は消失し，すでに全般性脳室拡大が始まっている．
　C：5ヵ月後．全般性脳室拡大が明らかである．第3脳室横幅の増大や側脳室前角の円みに注目してほしい．組織断裂出血痕はMRI（呈示せず）でも認められなかった．

【見落とされがちな脳室出血例】
　"脳外傷による高次脳機能障害"は中等度

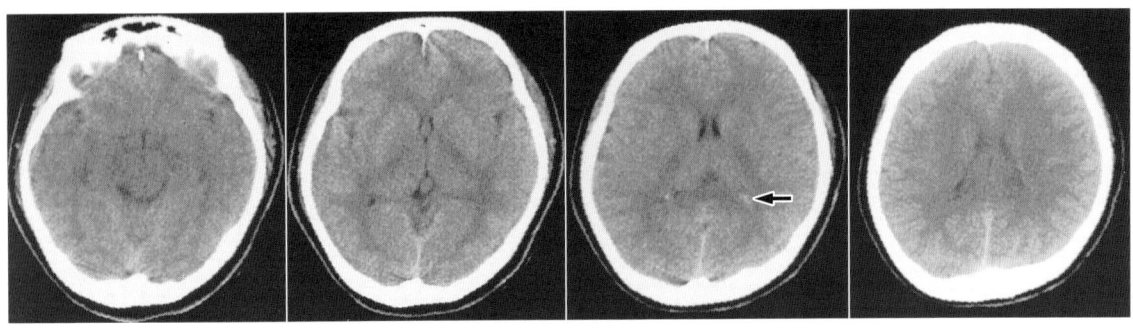

図12 A　症例11　受傷当日

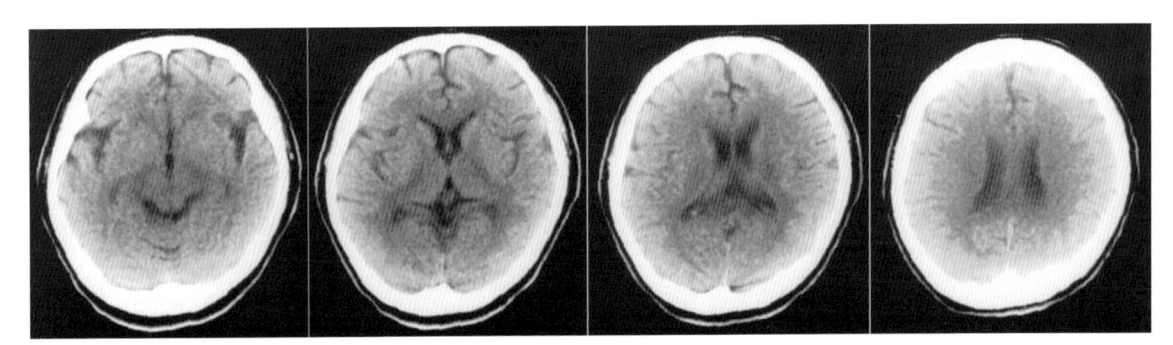

図12 B　症例11　3ヵ月後

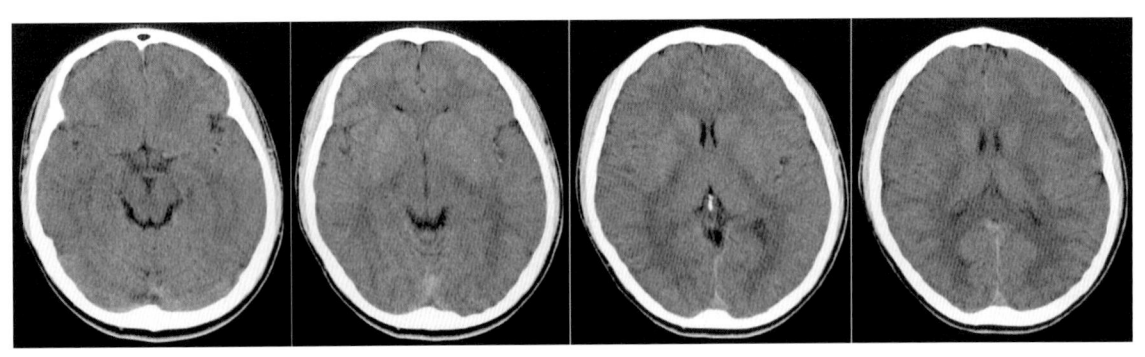

図12 X　参考呈示する18歳健常男性の頭部CTスキャン像

症例12：受傷時16歳女性

交通事故後の意識障害は1ヵ月ほどで軽快した．1年後，本人は自覚的には左手足の運動障害を感じるだけであるが，体幹失調，構語障害が残っており，見当識・記銘力が失われ，怒りやすく，わずかなことで興奮しやすい．
典型的な"脳外傷による高次脳機能障害"の臨床症状と画像所見である．

●図12 説明

A：受傷当日のCTスキャン．左側頭部頭皮がわずかに腫れており，打撲部位を示している．左側脳室後角に小さな淡い高吸収の脳室出血が認められる（←）．脳室サイズは年齢相応であり，迂回槽も開存しているところから，全般性脳腫脹は否定される．

B：3ヵ月後のCTスキャン．全般性脳室拡大と脳溝の開大が認められる．左片麻痺に関連する画像所見は見当たらない．

X：参考呈示する18歳健常男性の頭部CTスキャン．第3脳室，側脳室とともに狭小である．幼児期から思春期にかけては脳室が生理的に狭小化しており，脳腫脹と間違えられやすい．若年者の脳画像読影に際して注意すべきポイントである．

【外傷性脳室出血の診断上のポイント】

頭部外傷による脳室出血は，その大小を問わず，びまん性軸索損傷に特徴的な所見である（本章の3症例以外に，**症例7，9，14，19，21，22，24，29**も参照）．側脳室後角先端に小さなニボー（水平液面）を呈する程度のわずかな脳室出血もびまん性軸索損傷の診断，ひいては後遺障害の診断のために見逃してはならない．ニボーを呈しない脳室壁に沿った小出血（**図9A，13A**）は厳密には脳室出血ではないが，脳室出血に近い画像診断的意義がある．

外傷性脳室出血と水頭症の関連が取り沙汰されたこともあるが，外傷後慢性期の脳室拡大を水頭症と誤認することに由来している．実際には，脳室出血から水頭症に発展することは例外的と考えてよい（**第9章参照**）．

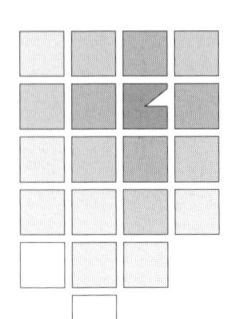

第5章
滑走性脳挫傷（傍矢状部白質剪断損傷）と脳梁損傷

　滑走性脳挫傷（gliding contusion）は以前から病理学的に知られていた（Lindenbergら1960）．近年，これはびまん性軸索損傷に特徴的な病理所見であると指摘され（Adamsら1986 a），脳梁損傷を伴いやすいことでも知られるようになった．つまり，滑走性脳挫傷と脳梁損傷は"脳外傷による高次脳機能障害"を示唆する重要所見と言える．さらには，脳外傷による痙性片麻痺と関連していることも明らかになってきた（益澤1994, 益澤ら1997）．読影では，脳表の脳挫傷や脳内出血と間違えやすいので，特徴を知っておきたい．

【滑走性脳挫傷と脳梁損傷があり，痙性片麻痺を伴う】
"脳外傷による高次脳機能障害"は重度

症例13：受傷時45歳男性

　交通事故（昭和62年）直後から昏睡状態と左片麻痺が続き，気管切開を受けた．1ヵ月後に呼名反応が見られた．暴力的で，ベッド柵も壊すほどであった．硬膜下水腫があり，硬膜下腔・腹腔シャント手術を施行したが，臨床的にも画像上も無効であった．半年後，自宅退院したが，尿便失禁状態で，怒ると険しい表情で杖を振り回した．1分前のことも覚えられない重度の記憶・記銘力障害があった．5年後，尿便失禁は改善していた．記銘力不良を補うために，自分の言動などをノートに絶えず記入していたが，すぐに忘れて同じ質問を数分ごとに繰り返していた．発語は失調性，不明瞭で聞きとり難かった．易怒性が強く，外来待合室で大声をあげるが，おだてると笑うこともあった．当初からの左片麻痺と重度の体幹失調のために起立不能が続いていた．
　"脳外傷による高次脳機能障害"の特徴である認知障害，情動障害，付随する神経徴候（小脳失調と痙性片麻痺）のすべてが認められる典型例である．
　脳画像では，当初は脳弓損傷を含むびまん性軸索損傷所見があり，慢性期には重度の脳室拡大と脳萎縮を残し，MRI画像で滑走性挫傷痕と脳梁損傷痕が認められた（図13 A）．本例は，脳外傷後に脳室拡大が残ることが確認され，しかも，滑走性脳挫傷（図13 X）と脳梁損傷が判明し，さらには，それと痙性片麻痺との関連を推定するきっかけになった点で，筆者にとっては忘れられない1例である．

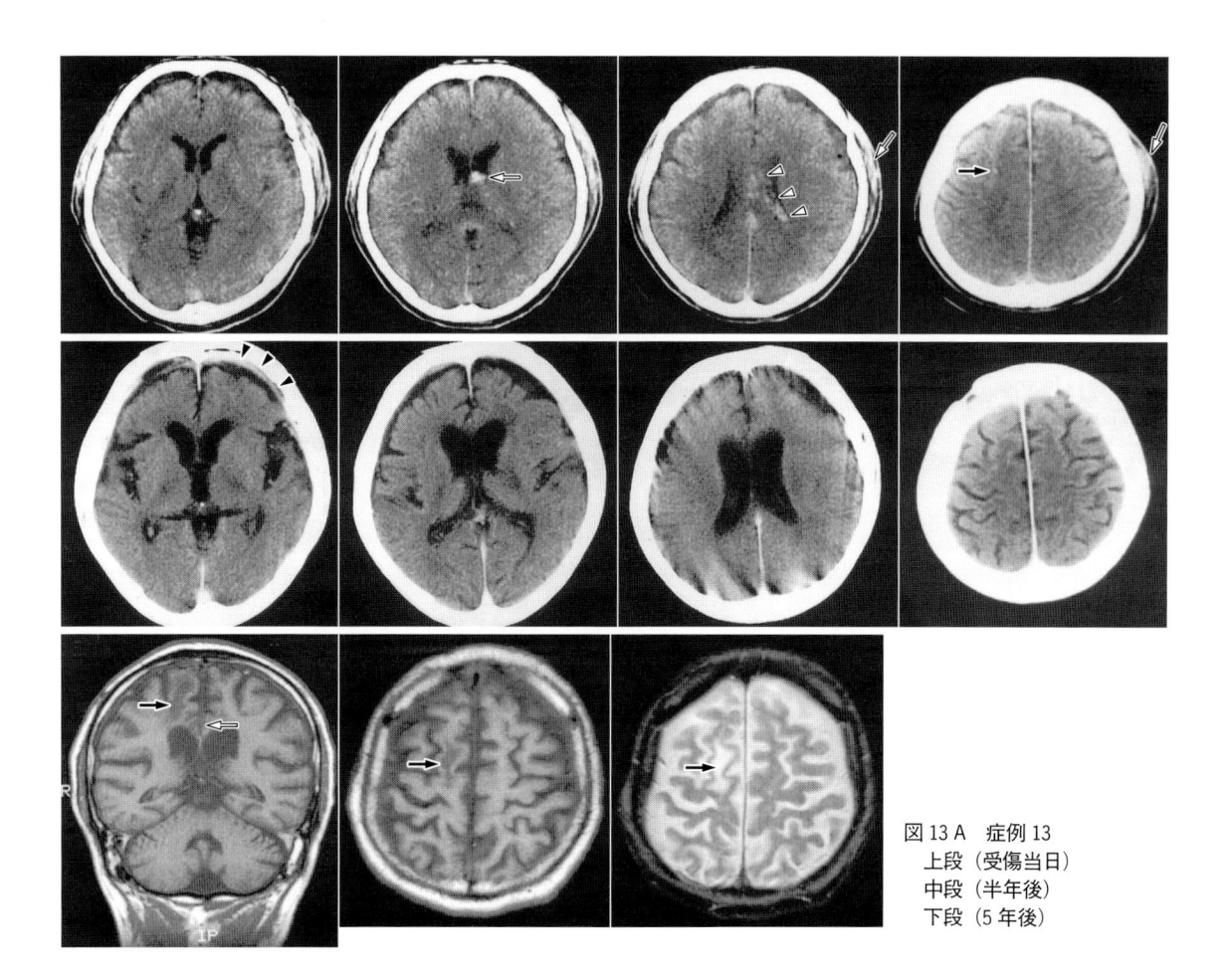

図 13 A　症例 13
上段（受傷当日）
中段（半年後）
下段（5年後）

図 13 A 説明

上段：受傷当日の CT スキャン．左頭頂部頭皮が打撲で腫れている（⇦）．左脳弓に小出血があり（⇐），左側脳室に沿ったまだらな出血が脳梁付近にのびて（◁），脳梁損傷が疑われる．右前頭葉皮質下に淡い白点（→）がある．

中段：半年後の CT スキャン．第 3 脳室と側脳室の全般的な拡大が著明である．脳表やシルビウス裂のクモ膜下腔も開大し，さらにその外側には硬膜下液貯留の名残りが薄く残っている（◂）．

下段：5 年後の MRI，冠状断 T 1 強調画像（左），軸位断 T 1 強調画像（中），軸位断 T 2 強調画像（右）．脳室拡大の程度は 1 年半後の CT スキャン（中段）と変わらないが，CT スキャンでは判然としなかった皮質下病変が認められる．すなわち，T 1 強調像（左，中）/T 2 強調像（右）で右上前頭回の皮質下白質に低信号域/高信号域が拡がっている（→）．定型的な滑走性脳挫傷痕である．また，冠状断 T 1 強調像（左）で右帯状回から脳梁にかけて低信号域が見られ（⇐），脳梁は薄くなっている．脳梁損傷である．（脳神経外科 22：833-838，1994 より医学書院の許諾を得て複写改変）

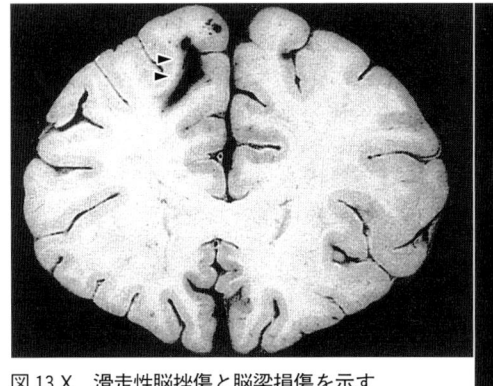

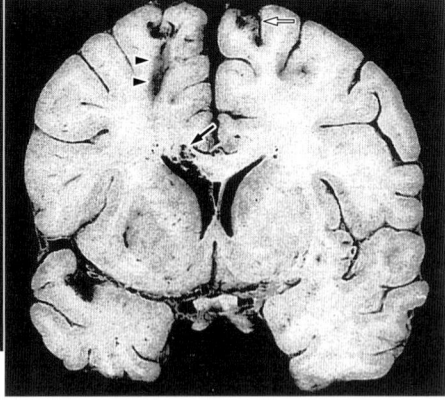

図 13 X　滑走性脳挫傷と脳梁損傷を示す
　　　　剖検脳割面の肉眼写真
(Adams ら 1986 a より許諾を得て転載)

● 図 13 X 説明

交通事故後 5 日で，びまん性軸索損傷により死亡した男性の剖検脳（大脳冠状断割面の肉眼写真）に認められた滑走性脳挫傷と脳梁損傷．(Reproduced from Arch Pathol Lab Med 110：485-488, 1986. Copyright ©(1986) American Medical Association. All rights reserved.)

左図：左前部前頭葉白質に見られた境界鮮明な出血巣（►）は典型的な滑走性脳挫傷である．

右図：後部前頭葉にも滑走性脳挫傷が見られる（►）．対側の右半球上前頭回に見られるのは浅い脳挫傷である（⇐）．脳梁損傷は出血性で左側に偏している（✓）．

【滑走性脳挫傷と脳梁損傷があり，痙性片麻痺を伴う】
"脳外傷による高次脳機能障害" は重度

症例 14：受傷時 18 歳男性

第 3 章の症例 9 と同一症例である．重度の "脳外傷による高次脳機能障害" を呈しており，右痙性片麻痺により杖と短下肢装具を必要としている．
脳画像では，受傷後 10 日目の急性期 T 2 強調 MR 画像にて滑走性脳挫傷と脳梁損傷が認められた．

● 図 14 説明

上段左：受傷当日の CT スキャン．両側脳室後部付近に小出血（⇒ ⇐）を見る（脈絡叢石灰化ではない）．

上段右：2 年後の CT スキャン．左図に較べて高度の脳室拡大が見られる．左前頭葉皮質下に淡い低吸収域が延びている（◂）．

下段：受傷後 10 日目の T 2 強調 MR 画像．軸位断（左）で，左前頭葉皮質下にのびる高信号帯が明らかであり（◁），冠状断（中）では，これが上前頭回皮質下に延びていることがわかる（✓）．また，これよりやや後方の冠状断（右）では，脳梁の中央部から左側にかけて高信号域が認められる（✓）．滑走性脳損傷と脳梁損傷の合併であ

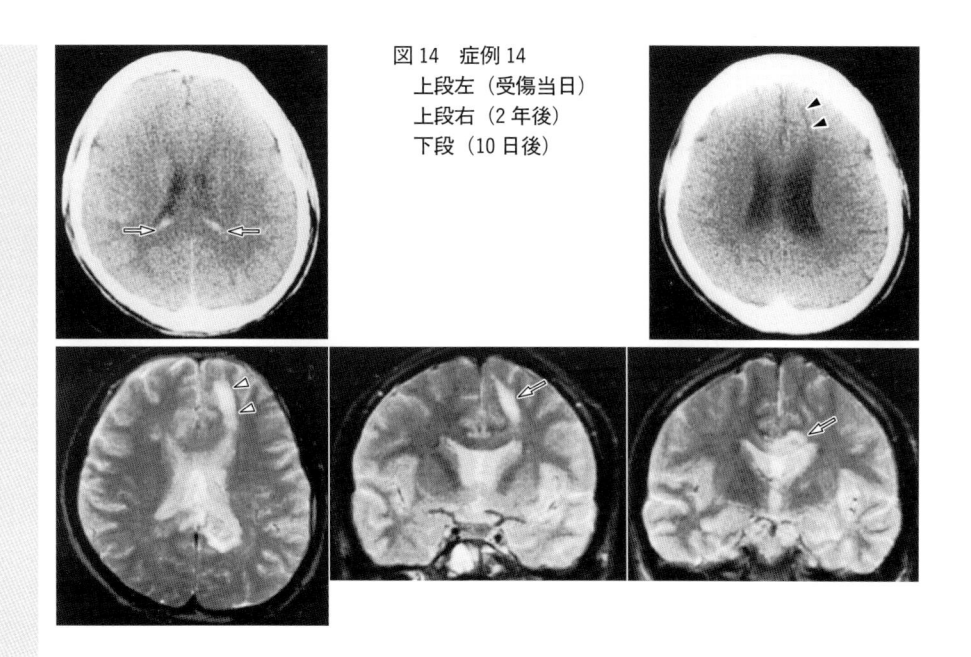

図14　症例14
上段左（受傷当日）
上段右（2年後）
下段（10日後）

る．（脳神経外科 22：833-838，1994 より医学書院の許諾を得て複写改変）

【滑走性脳挫傷があり，痙性片麻痺を伴う】
"脳外傷による高次脳機能障害"は軽度

症例15：受傷時67歳男性

歩行中に車と接触・転倒し，失見当識を含む軽度の意識障害（JCSが1桁）が1日続いた．右片麻痺と言語障害が見られた．1年後，杖歩行であるが，ふらつきやすい．物忘れは軽度であるが，複数同時作業遂行能力が低下し，情動面では，興奮し，いらいらしやすくなった．脳画像では急性期から滑走性脳挫傷が認められた．
軽度の"脳外傷による高次脳機能障害"と，痙性片麻痺が残った例である．

● 図15（次頁参照）説明

上段：受傷当日のCTスキャン．左頭頂部に頭皮下腫脹あり．左傍矢状部皮質下に大小の出血斑がある（←）．滑走性脳挫傷である．左後頭葉外側皮質下に見られる小さな出血は挫傷性出血である（→）．左基底核の黒点（⇨）は，受傷当日にすでに低吸収であることから，外傷以前からの陳旧性ラクナ梗塞と判断される．なお，頭位がやや傾いていることから，撮像時の患者の意識状態が窺える．

中段：1ヵ月半後のCTスキャン．第3脳室，側脳室がわずかに拡大している．滑走性脳挫傷はやや低吸収化している．

下段：3ヵ月後のT2強調MR画像．左傍矢状部白質にヘモジデリン沈着を示す低信号域が認められる（←）．出血性滑走性脳挫傷の痕跡である．左後頭葉脳表に挫傷痕が

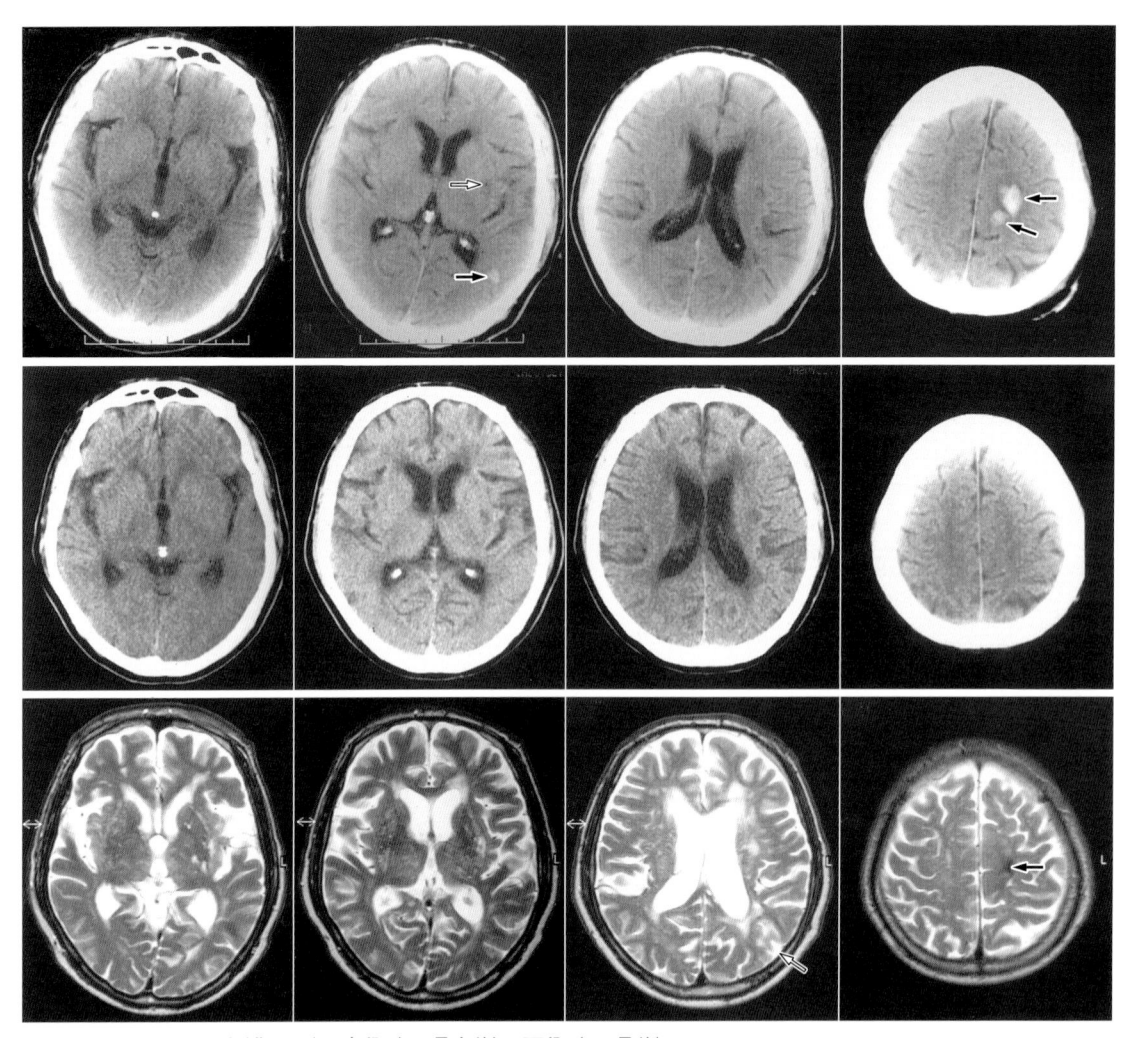

図15 症例15 上段（受傷当日），中段（1ヵ月半後），下段（3ヵ月後）

ある（◁）．左基底核～放線冠にラクナを認める．脳室周囲にみられる高信号域は加齢性白質変化である．脳室はさらに拡大して見えるが，T2強調MR画像では過大評価されやすい．

【滑走性脳挫傷と脳梁損傷の診断上のポイント】

今回の3症例はいずれも外傷直後から意識障害を呈したことから典型的なびまん性軸索損傷であり，"脳外傷による高次脳機能障害"を軽重の違いはあるものの後遺している．いずれも滑走性脳挫傷/脳梁損傷の対側に中等度以上の痙性片麻痺を残している点でも共通している．**症例13**では急性期に脳弓損傷も観察されているが，これも脳梁損傷などと同様と考えてよい．

滑走性脳挫傷（gliding contusion）とは，傍矢状部皮質下白質に見られる病理学

な出血/挫傷である（図13 X）．発生部位が上前頭回であることのほか，大脳皮質の下層には及ぶこともあるが白質が主体である点で，一般の脳挫傷（局在性脳損傷）とは区別される（Adams 1986 a）．Lindenbergら（1960）の剖検報告以来，傍矢状部の架橋静脈との関連が取り沙汰されていたが，Adamsら（1986 a）は，これが交通事故で多発し，びまん性軸索損傷と深く関連していることを指摘した．筆者は，これに傍矢状部白質剪断損傷（parasagittal white matter shearing injury）の別名を与え，臨床的には痙性片麻痺と関連していることを指摘した（益澤1994，益澤ら1997）．

　脳梁損傷もびまん性軸索損傷に特徴的な所見であり，多くは正中よりも左右どちらかに偏って（eccentricに）存在することが知られている（Peerless 1967）．

　滑走性脳挫傷と脳梁損傷は基底核損傷（第6章）とともに，びまん性軸索損傷の中核的な病理所見であり画像所見である．しかも，これらが認められた症例では高率に痙性片麻痺や痙性四肢麻痺が出現している（益澤1994，益澤ら1997）．もちろん，こうした所見を欠いていても，びまん性軸索損傷では重症例ほど痙性片麻痺（四肢麻痺）を伴う率が高いが，あれば麻痺を高率に伴うと言える．すでに，重症頭部外傷（＝脳外傷）では頭蓋内血腫が存在する症例よりも非血腫症例のほうに痙性片麻痺の出現率が高いことが指摘されている（Jennett 1981 b）．これは脳外科医ならば首をかしげるような結果であるが，非血腫例にびまん性軸索損傷の重症例が多いとすれば納得できる．

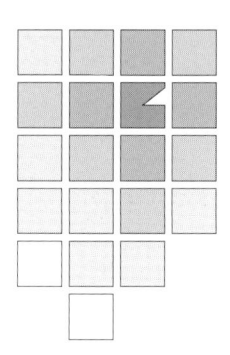

第6章
外傷性基底核損傷（外傷性基底核出血）

　外傷性基底核損傷（出血）はCTスキャン時代になって相次いで報告されたが，Adamsらの病理学的報告（1986 b）以来，びまん性軸索損傷の画像所見として確立している．なお，これには視床損傷（視床出血）も含まれる（Adams 1986 b）．実務上は，高血圧性脳出血との鑑別が問題となることもある．以下の症例からそのポイントを汲み取ってほしい．

【基底核出血が増大した例】
"脳外傷による高次脳機能障害"は軽度，右痙性片麻痺は中等度〜重度

症例 16：受傷時 60 歳男性

> バイク走行中に貨物車と衝突し，混迷状態で救急搬送された．受傷後1時間後のCTスキャンでは左基底核に小さな出血を認めた．その後，右片麻痺が出現し，CTスキャンでは，左基底核出血の増大が認められた．2週間後に意識レベルが改善．1年後，短下肢装具と杖で歩行するも，右上肢は廃用に近い．人名や物品名を忘れがちである．やや気短になった．
>
> "脳外傷による高次脳機能障害"の残存は軽度であるが，右痙性片麻痺によるADL（日常生活動作）障害が強い症例である．
>
> 本例の経時的CTスキャン（図16）では，受傷直後には小さかった外傷性基底核出血が次第に増大し，脳室の圧排も進行する様子が見てとれる．このように，血腫などが脳室を圧迫している時の脳室サイズを慢性期の脳室拡大を判定する対照基準に使用できないことは明白である．慢性期には左側脳室前角の限局性拡大も著明であるが，右前角を含めた全般的な脳室拡大も明らかである．"脳外傷による高次脳機能障害"の程度は左前角の脳室拡大より，むしろその他の脳室部分の拡大程度に見合っている．なお，本例のように占拠性病変による頭蓋内圧亢進がある場合には循環障害等による二次性びまん性脳損傷が加味された可能性もある．

●図 16 説明
　A：受傷当日で，受傷後1時間目のCTスキャン．左基底核内側に1cm大の小出血がある．左側の前頭部に頭皮打撲創がある（↙）．

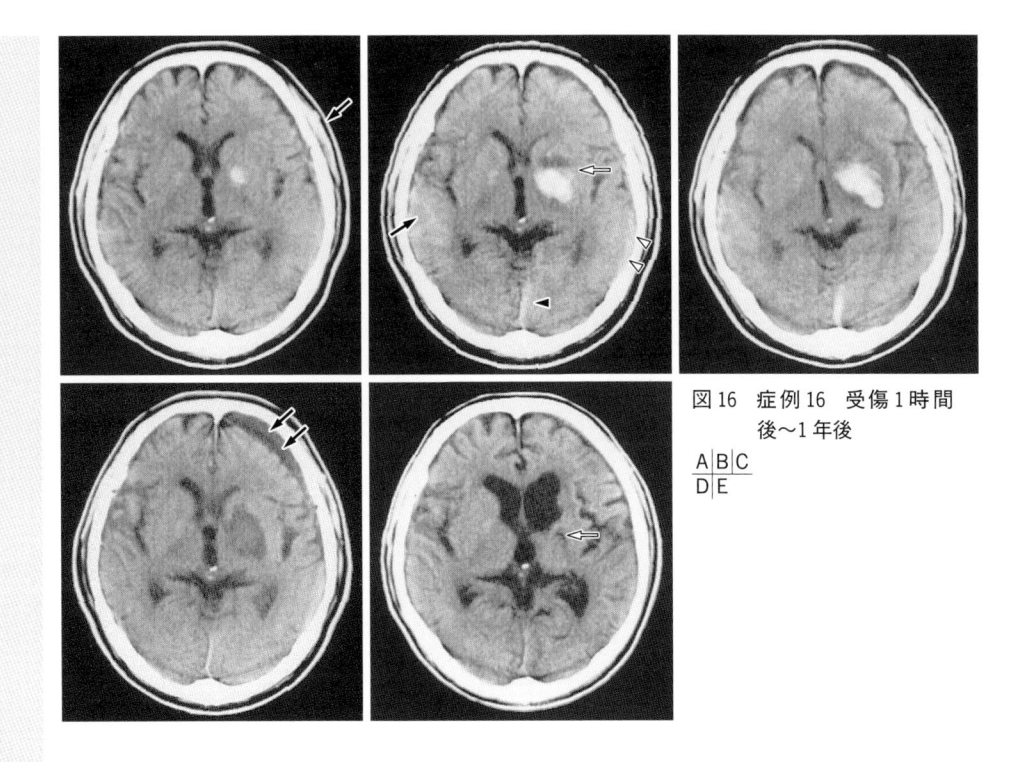

図16 症例16 受傷1時間後～1年後

A|B|C
D|E

　B：受傷後3時間目のCTスキャン．出血が増大して血腫となり，ニボー（水平液面）（⇦）も認められる．同側の側脳室前角に圧排が及んでいる．右側頭葉にクモ膜下出血と脳挫傷（打撲部位と正反対の位置なので反衝損傷と呼ばれる）があり（↗），左側の脳表（▽）から大脳鎌（◀）に沿った高密度の薄い硬膜下出血も生じている．

　C：3日目のCTスキャン．基底核の出血はさらに増大し，出血周囲に低密度域が拡がり，右方への正中構造偏位も生じている．ここで言う"正中構造偏位"（midline shift）とは，大脳半球間裂や第3脳室，透明中隔などの本来正中にあるべき構造が片方に寄っていることを指す．

　D：1ヵ月後のCTスキャン．血腫は低密度となり，正中構造偏位は改善している．左前頭部に頭蓋内脳外の液貯留（硬膜下あるいはクモ膜下）が認められる（✎）．

　E：1年後のCTスキャン．脳外液貯留は消失し，左基底核にスリット状の出血痕（⇦）が残存し，同側の側脳室前角は著明に拡大している．右側脳室前角や第3脳室横幅も受傷日と較べてかなり拡大していることを見逃してはならない．

【基底核損傷から小出血に発展した例】
"脳外傷による高次脳機能障害"は軽度，右痙性片麻痺は中等度

症例17：受傷時56歳男性
　自転車走行中に車にはねられ，昏睡状態で搬入された．10日後に，左下腿骨骨折手術を受けた．右痙性片麻痺で右脚を引きずる．会社を退職し，自宅で寝たり起きたりの生活となった．最近のことを忘れやすく，やや気短となった．

本例（図17）では，小さな出血が入り交じった脳損傷状態が基底核出血に成長し，あとにラクナを残した．全般的な脳室拡大は軽度であり，"脳外傷による高次脳機能障害"も軽度であるが，片麻痺による日常生活動作障害が目立つ症例である．

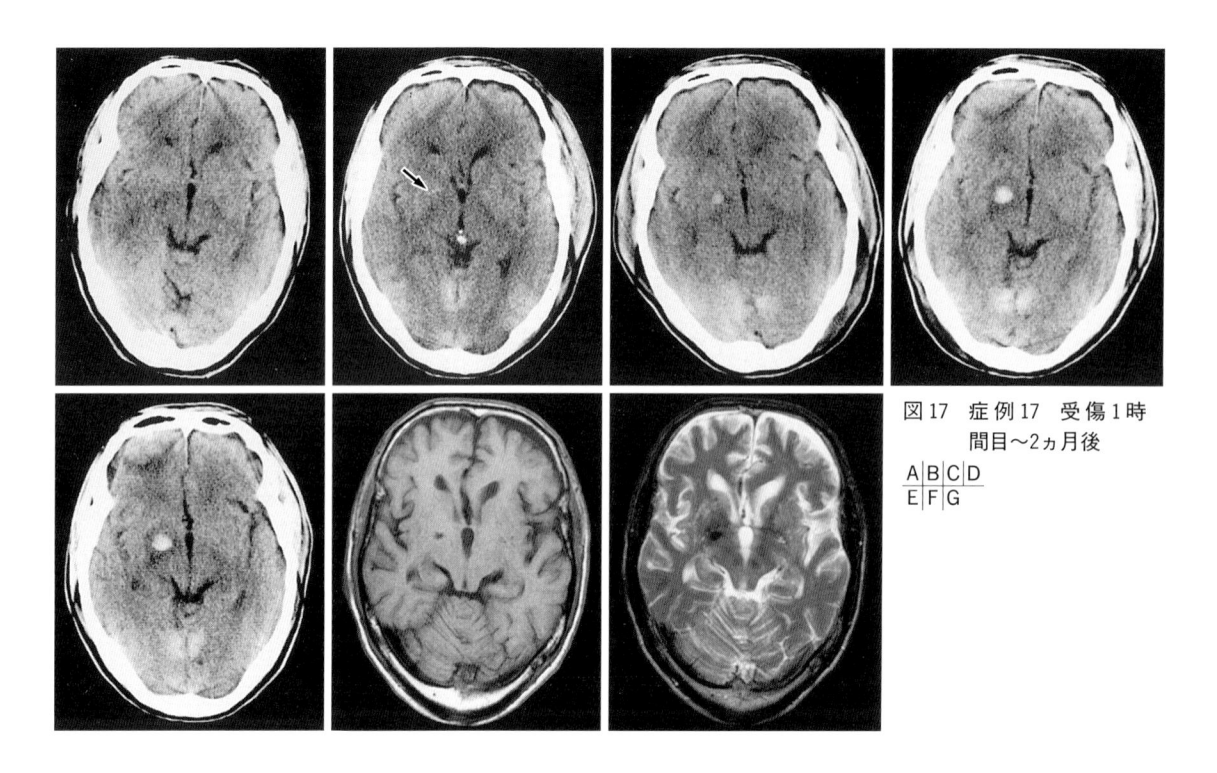

図17 症例17 受傷1時間目〜2ヵ月後
| A | B | C | D |
| E | F | G |

● 図17 説明

A：受傷当日で受傷後1時間のCTスキャン．頭部がやや傾いているほかに所見はない．

B：受傷後7時間．右基底核内側下方（淡蒼球）にかすかな小白点が集合している（↘）．"塩胡椒状態"（salt and pepper appearance）とも表現される．

C：翌日．同所は小出血に変化している．

D：3日目．

E：1週間目．出血はやや増大し周囲に浮腫を伴っている．

F，G：2ヵ月後のMR画像．T1強調（F）ではいわゆるラクナである．T2強調（G）では脳よりも低信号であり，出血後のヘモジデリン沈着が反映されている．受傷時に較べて脳室が軽度拡大していることは第3脳室の横幅を較べるとわかる．なお，MR画像での脳室サイズの判定にはT1強調画像を用いる．T2強調画像では過大評価となりやすい．（救急医学 22：977-983, 1998 よりへるす出版の許諾を得て複写改変．）

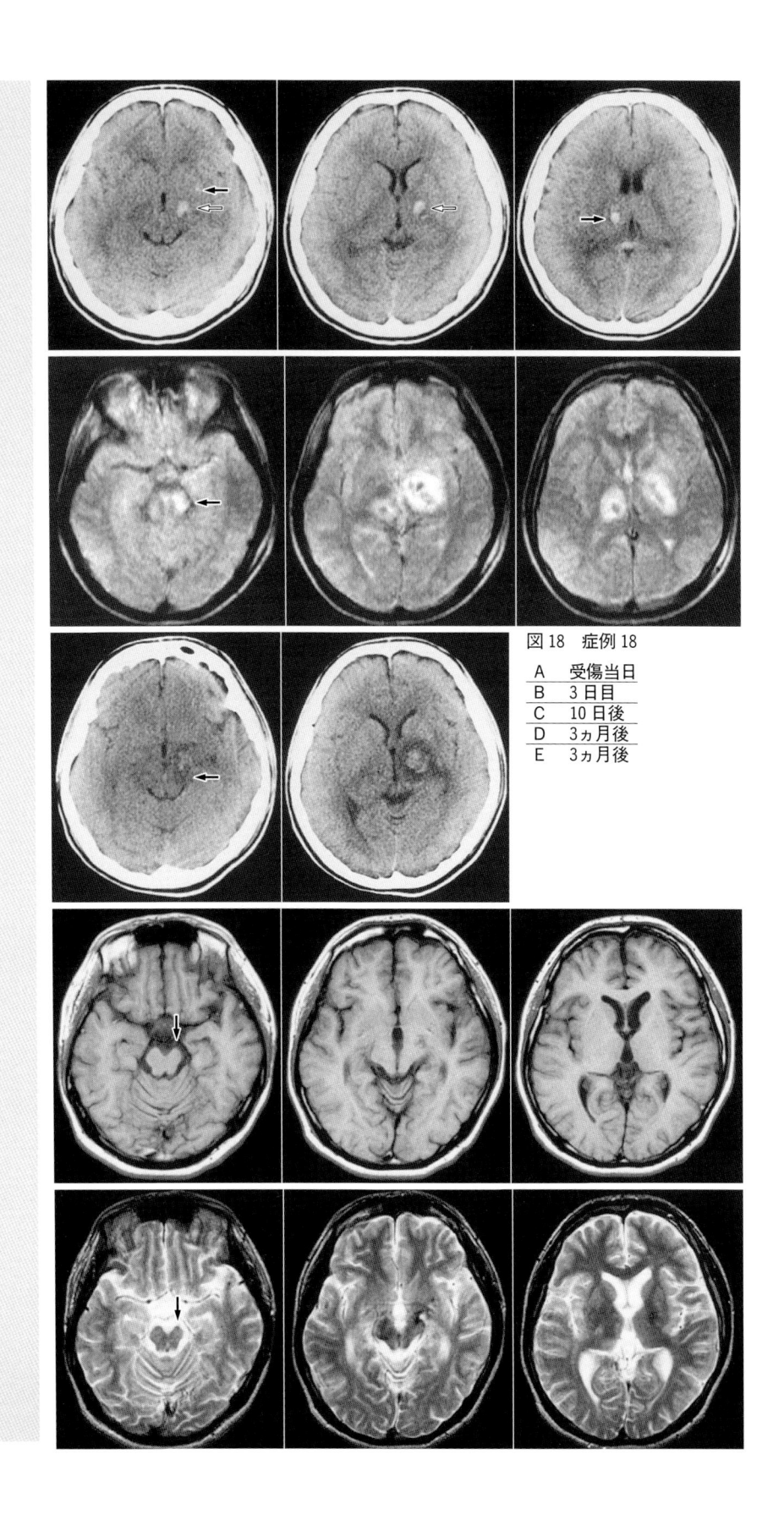

図18 症例18
A	受傷当日
B	3日目
C	10日後
D	3ヵ月後
E	3ヵ月後

【左視床・内包・基底核にかけての出血と右視床出血が見られた例】

"脳外傷による高次脳機能障害"は中等度，痙性片麻痺は中等度

症例 18：受傷時 17 歳男性

> バイク走行中に車と衝突し，昏睡状態で救急搬送され，意識が正常化するまでに約 1 ヵ月を要した．右痙性片麻痺が残り，短下肢装具と T 字杖で歩行．構語障害もある．最近の出来事を忘れがちで，気短かで怒りやすくなっている．WAIS-R の全 IQ＝75 点と認知機能がやや低下．

● 図 18（前頁参照）説明

A：受傷当日の CT スキャン．左視床から内包に出血し（⇐），左基底核にも小出血点が見える（←）．また，右視床にも出血がある（→）．

B：3 日目の MR 軸位断 FLAIR 画像．比較的低信号の出血周囲に高信号域が拡がり，中脳にも及んでいる（←）．

C：10 日後の CT スキャン．左内包出血の周囲浮腫が低吸収域となって目立ち，一部は中脳に及ぶ（←）．

D, E：3 ヵ月後の MR 画像，T 1 強調像（D）と T 2 強調像（E）．左内包〜視床下部に低信号の出血痕を認めるほか，左大脳脚の萎縮を認める（↓）．大脳からの投射線維（軸索）のワラー氏変性による体積減少を示す画像所見である．T 1 強調像（D）で見る側脳室と第 3 脳室は受傷日に比較して明らかに拡大している．

【外傷性基底核損傷の診断上のポイント】

外傷性基底核損傷（出血）は，脳内組織断裂出血（Wilberger ら 1990）として小さな出血点から始まる．小出血点が散在し，塩胡椒状態（salt and pepper appearance）を呈することもある（図 17）．出血周囲に低吸収量ができ，やがて，出血が消えてこの低吸収域だけがしばらく残ることもある．これらは慢性期画像に痕を残さないが，ときには出血が増大し，ラクナを残す（症例 17）．さらには，高血圧性脳出血と見まがうばかりの大きな脳内血腫に成長することもある（図 16）．交通事故では，事故が先かそれとも脳出血が先かで，あとで問題になることがある．高血圧性脳出血との違いは，血腫の成長にタイムラグがあることである．一般的に，高血圧性脳出血は穿通枝動脈の破綻によるものなので，当初（6 時間以内）からある程度のサイズがある（もちろん，その後のさらなる成長もありうるが）．いっぽう，外傷性脳内血腫は，"遅延性外傷性脳内血腫"の別名があるように，毛細血管レベルの漏出性出血（組織病理学上の脳挫傷）の時期を経るので，生成発展に数時間から数日の遅れを示す（有賀ら 1979 a，1979 b）．

外傷性基底核損傷の発生は，多くの場合，左右のどちらかに（eccentric に）偏っている．これはびまん性軸索損傷の組織断裂出血（滑走性脳挫傷，脳梁損傷，脳幹損傷など）全般に共通している現象である（Peerless 1967）．そして，臨床的には，出血と

反対側の痙性片麻痺がほぼ必発である（Katz ら 1989，益澤 1994，益澤ら 1997）．今回の3症例も対側に中等度以上の痙性片麻痺を伴っている．急性期の MR 撮像 FLAIR 画像（図18）では，出血周囲に高信号の拡がりが見てとれるが，CT スキャンでの低密度量に対応した浮腫域である．ひところ，FLAIR 画像がびまん性軸索損傷の診断にもてはやされたのは，こうしたわかりやすい画像所見が得られるからであろう．慢性期には，同側の中脳底（大脳脚），橋底，延髄底の萎縮が認められる．これは（投射線維である）錐体路を含む皮質橋脊髄路の神経線維がワラー氏変性におちいって間引かれたことを示す画像所見であり，重度の痙性片麻痺を示唆する．

　外傷性基底核損傷（出血）は，びまん性軸索損傷の部分現象であることはすでに述べた．視床出血も基底核出血と同等に考えてよい．画像観察では，基底核損傷痕や，それによる近辺の側脳室の限局性拡大にのみ目を奪われないで，全体を見渡すことが必要である．脳室出血，迂回槽出血，滑走性脳挫傷，脳梁損傷，脳弓損傷，視床損傷，脳幹損傷などのびまん性軸索損傷画像所見を併発していることが多い．局在性脳損傷（脳表の脳挫傷，急性硬膜下出血など）を合併することもある．慢性期画像では，非出血側の側脳室を含む脳室全般の拡大を見届けなければならない．この拡大の程度が慢性期の"脳外傷による高次脳機能障害"の指標となる．

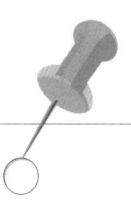

> コラム

びまん性軸索損傷とは・前編

　1970年代，CTスキャンが普及し，頭部外傷のなかにこれまであまり注目されていなかった病態が浮かび上がった．すなわち，外傷直後から意識障害が続いて死亡に至るような重症頭部外傷であるにもかかわらず，大きな頭蓋内出血や脳挫傷を伴わず，一見正常に近い脳画像を呈する一群である．病理解剖で白質の軸索損傷が目立ったところから，衝撃歪みによる軸索のびまん性損傷説を唱えていたStrichの論文（1956，1961）が注目された．びまん性脳損傷，びまん性白質剪断損傷，中心性脳損傷，びまん性直撃損傷などの名称が使われ，頭部外傷には局在性脳損傷とびまん性脳損傷の二系統があることが知られるようになった．

　1982年，Adamsらによってびまん性軸索損傷 diffuse axonal injuryの病態名が提唱され，これが広く使われるようになった．当初は死後の病理解剖診断であり，顕微鏡で脳内の軸索（神経線維）の損傷・断裂を証明しなければつけられない病名であった．しかし，次第に生存中の臨床病像や脳画像所見が解明され，臨床診断としても使われるようになった．その機序は，頭部外傷による脳組織の衝撃歪みがもたらす軸索損傷であり，病理所見や画像所見は遅れて出てくるが，頭部外傷の瞬間にスイッチが入っているので一次性びまん性脳損傷とも言われる．なお，二次性びまん性脳損傷として，低酸素血症などの全身的要因によるものと，局在性脳損傷（脳挫傷や頭蓋内血腫など）に続発する脳腫脹・頭蓋内圧亢進によるものがある．

　びまん性軸索損傷の臨床像は，交通事故で多発し，頭部外傷直後から意識を失うことが特徴である．こうした外傷直後の初期意識障害が短いのが脳振盪である．はじめは意識障害が6時間以内を脳振盪，それより長いのをびまん性軸索損傷と区別したが，やがて，脳振盪症例にもびまん性軸索損傷の病理所見や脳画像所見があることがわかり，脳振盪はびまん性軸索損傷の最軽症型であると認識されるようになった．最重症型は外傷後植物状態で，外傷直後の意識障害が遷延した状態である．

　CTスキャンでは，大きな局在性脳損傷所見がなく，あっても小さな点状出血程度で一見正常に近い画像を呈するものがびまん性軸索損傷と定義された．こうした点状出血は主として脳白質内の微小血管が衝撃で軸索と同様に損傷したことで生じる組織断裂出血である．

（53頁「後編」に続く）

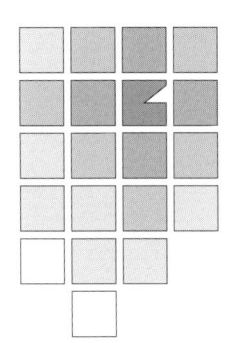

第7章

脳幹損傷，小脳損傷

　脳幹や小脳の外傷性一次性損傷はびまん性軸索損傷の重症型と見なされている．臨床的には，受傷直後に意識障害とともに中枢性呼吸障害が出現し，あとに重度の小脳失調や運動麻痺を残す傾向がある．"脳外傷による高次脳機能障害"を後遺することは他のびまん性軸索損傷と同様である．

【脳幹出血例】

"脳外傷による高次脳機能障害"は重度．体幹失調と右痙性片麻痺は中等度

症例 19：受傷時 3 歳男児

> 道路に飛び出して車にはねられ，昏睡状態で病院搬入．ただちに気管内挿管で呼吸サポート．硬膜下水腫が次第に増大し，1ヵ月後に硬膜下腔・腹腔シャント手術を受けた（後ほど，取り除かれている）．半昏睡状態が3ヵ月続いた．2年後（5歳），発語がなく，知的障害あり．田中・ビネー式知能検査でIQ＝57点．右耳の聴力喪失あるも，耳鼻科検査施行不能状態．体幹失調のため転倒しやすく，頭部保護帽を常用する．右痙性片麻痺で短下肢装具をつけて歩行し，食事は左手を使用．家族によれば，最近の出来事は忘れがちで，大小便を失禁し，わずかなことで興奮・乱暴する．典型的な"脳外傷による高次脳機能障害"とそれに伴う神経徴候（痙性片麻痺と小脳失調）で，いずれも重度である．一次性脳幹損傷が，迂回槽出血などと同様に，びまん性軸索損傷の部分現象であることがわかる．

●図 19（次見開き頁参照）説明

　A：受傷当日のCTスキャン．迂回槽を含む脳幹周囲槽（↗ ↖）から小脳天幕にかけてのクモ膜下出血と，側脳室出血（⇒ ⇐）を見る．

　B：翌日のCTスキャン．脳橋傍正中左寄りの被蓋から左中小脳脚にかけての脳内出血（↖）が発生している．左大脳表面に脳外液貯留（▸）が始まっている．

　C：3週間後のCTスキャン．硬膜下水腫と思われる脳外液貯留が両側性に目立つ．脳橋の出血部位は低吸収域となっている（↖）．第4脳室を含む全般性脳室拡大がある．

　D：2年後（5歳）のCTスキャン．脳橋の低吸収域が残っている（↖）．脳外液貯留

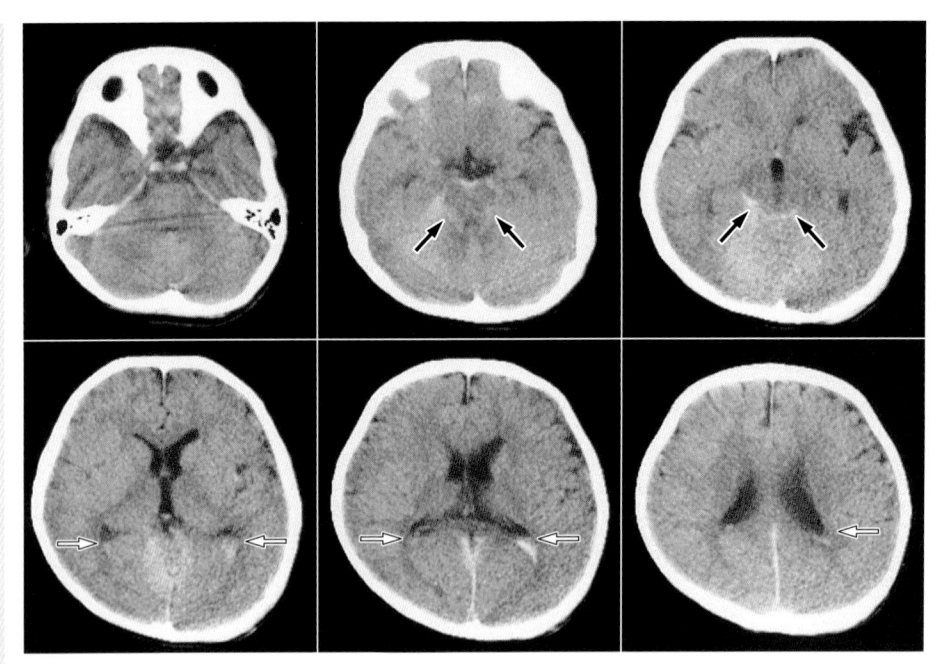

図19A 症例19 受傷当日

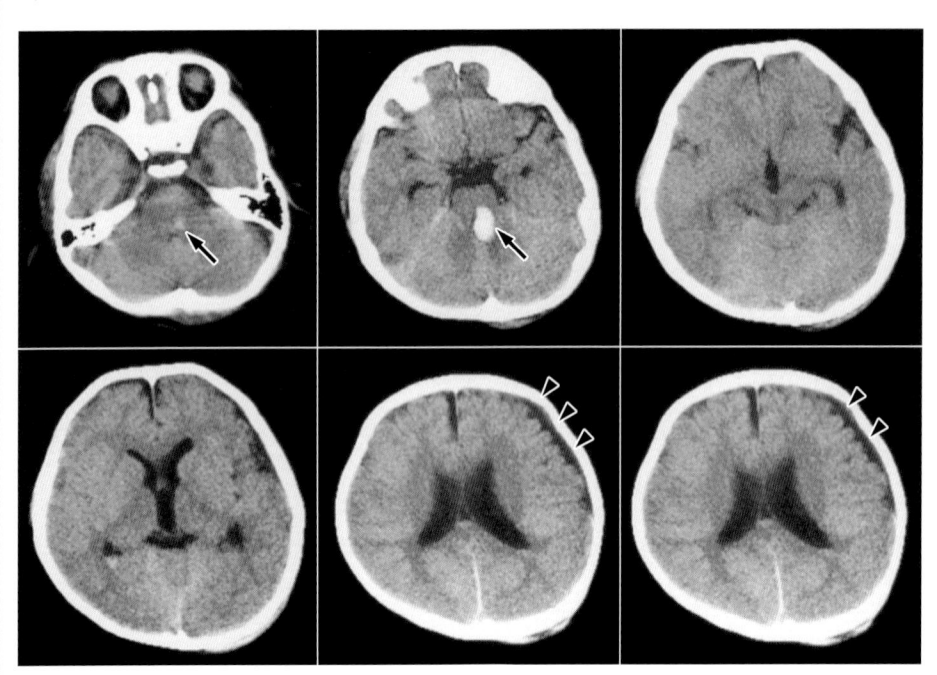

図19B 症例19 受傷翌日

は消失し，側脳室，第3脳室がいちだんと拡大している．この年齢では重度拡大と言える．右頭頂部皮質の低吸収域（⤴）は，3週間後（C）から認められているが，脳皮質挫傷の可能性がある．同部頭皮に硬膜下シャントの遺残がある．

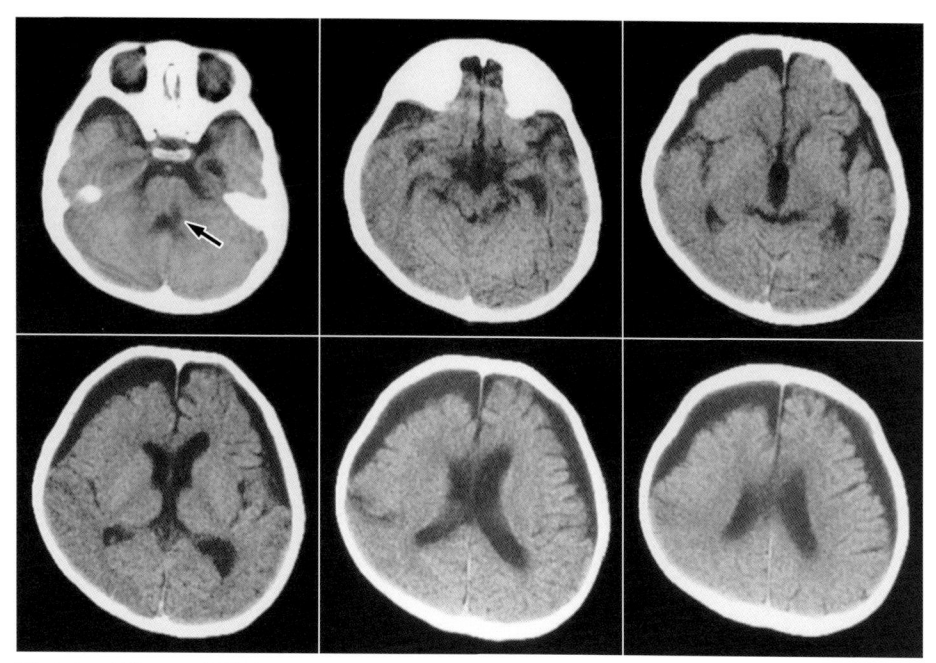

図 19 C 症例 19 3 週間後

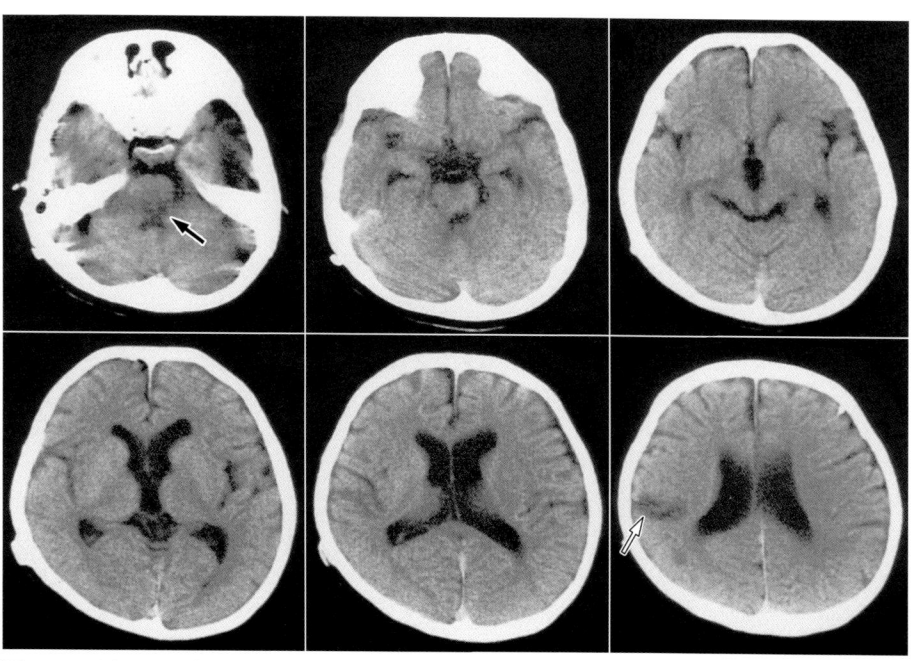

図 19 D 症例 19 2 年後

【脳幹損傷例】
"脳外傷による高次脳機能障害"は中等度，小脳失調は高度で，痙性四肢麻痺もある

症例 20：受傷時 21 歳男性，大学生

オートバイ走行中に車と衝突し，昏睡状態で搬入され，呼吸障害があり気管切開が施行された．2ヵ月ほどで意識が戻り，以後2年間，リハビリ病院に入院した．2年後（23歳），右側に強い四肢麻痺，左側に高度な四肢失調と体幹失調で車椅子使用．失調が強いため，ベッドから車椅子への移動に際しても容易に転倒する．失調性構語障害，健忘症，知能低下，多幸症，幼稚性が認められた．WAIS-R で言語性 IQ＝84，動作性 IQ＝60，全 IQ＝70 と中等度低下．記銘力は，三宅式認銘力検査の有関係対語試験では 7-9-8（正常平均：8.6-9.8-10）とほぼ正常であったが，無関係対語試験では 1-1-0（正常平均 4.2-7.3-8.5）と明らかに低下．3年後（24歳），家族の言では，感情易変・易怒性・易興奮性があるが，乱暴まではしない．尿便失禁せず．左手足が不自由で，右手はふるえて物をこぼしやすい．車椅子生活であるが，座っていても倒れやすい．

典型的な"脳外傷による高次脳機能障害"と随伴する神経徴候（四肢麻痺と小脳失調）．画像的には，脳表の脳挫傷をともなってはいるが，脳幹損傷のある典型的なびまん性軸索損傷である．

●図 20 説明

A：受傷当日の CT スキャン．右前頭・側頭葉に脳挫傷とクモ膜下出血を見る．右尾状核頭部に，画面では見にくいが，小さなラクナがある（→）．

図 20 A　症例 20　受傷当日

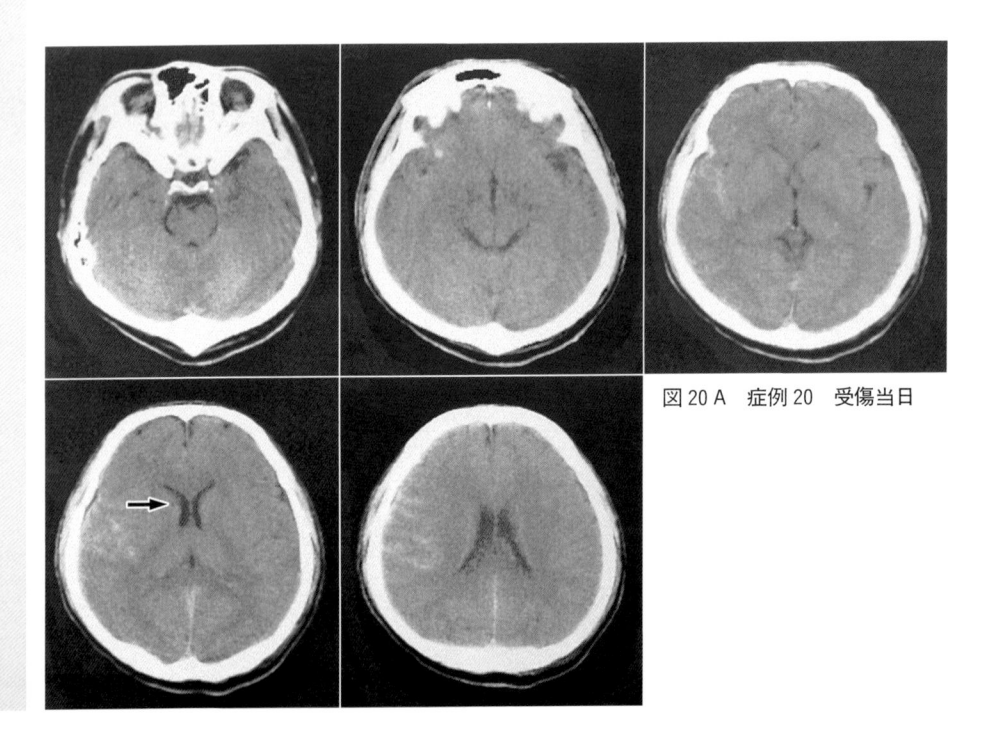

B：1週間後のMR，T2強調画像（上段）とT1強調画像（下段）．頭が傾いている．右前頭・側頭葉に脳挫傷がいちだんと拡がっている．T1強調像（下段）で高信号の小出血（下段◁）を認める．中脳被蓋の正中から左寄りにT2強調像で高信号域（↖）を認める．同じ部位がT1強調像では大部分は淡い低信号域であるが一部に淡い高信号点（↖）を見る．出血点を核にした脳浮腫域である．T1強調像（下段）で右後頭部外側に薄い硬膜下出血を見る（◂）．右尾状核頭部にラクナ（↗）が認められる

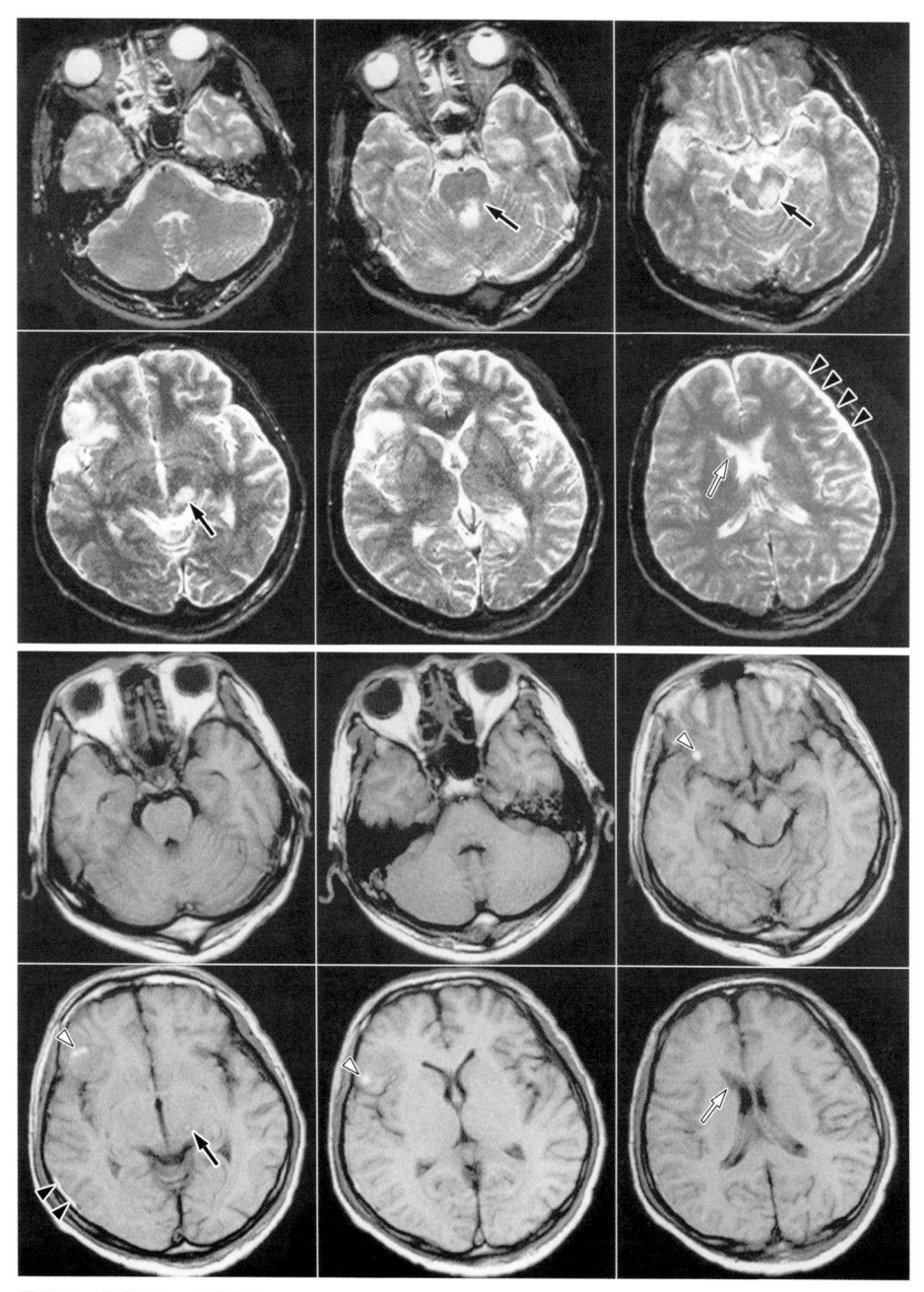

図20 B 症例20 1週間後

が，受傷当日（A）からすでに認められるので，陳旧性変化と診断できる．T2強調像（上段）で左側に薄い脳外液貯留を見る（▲）．なお，篩骨洞炎を認める．

C：2ヵ月後のMR，T2強調画像（上段）とT1強調画像（下段）．右前頭・側頭葉の脳挫傷痕がある（↘）が，中脳損傷痕は残っていない．左半球の脳外液貯留がやや増大している．受傷当日（A）と比較すると，側脳室から第4脳室に至る全般性脳室拡大が明らかである．

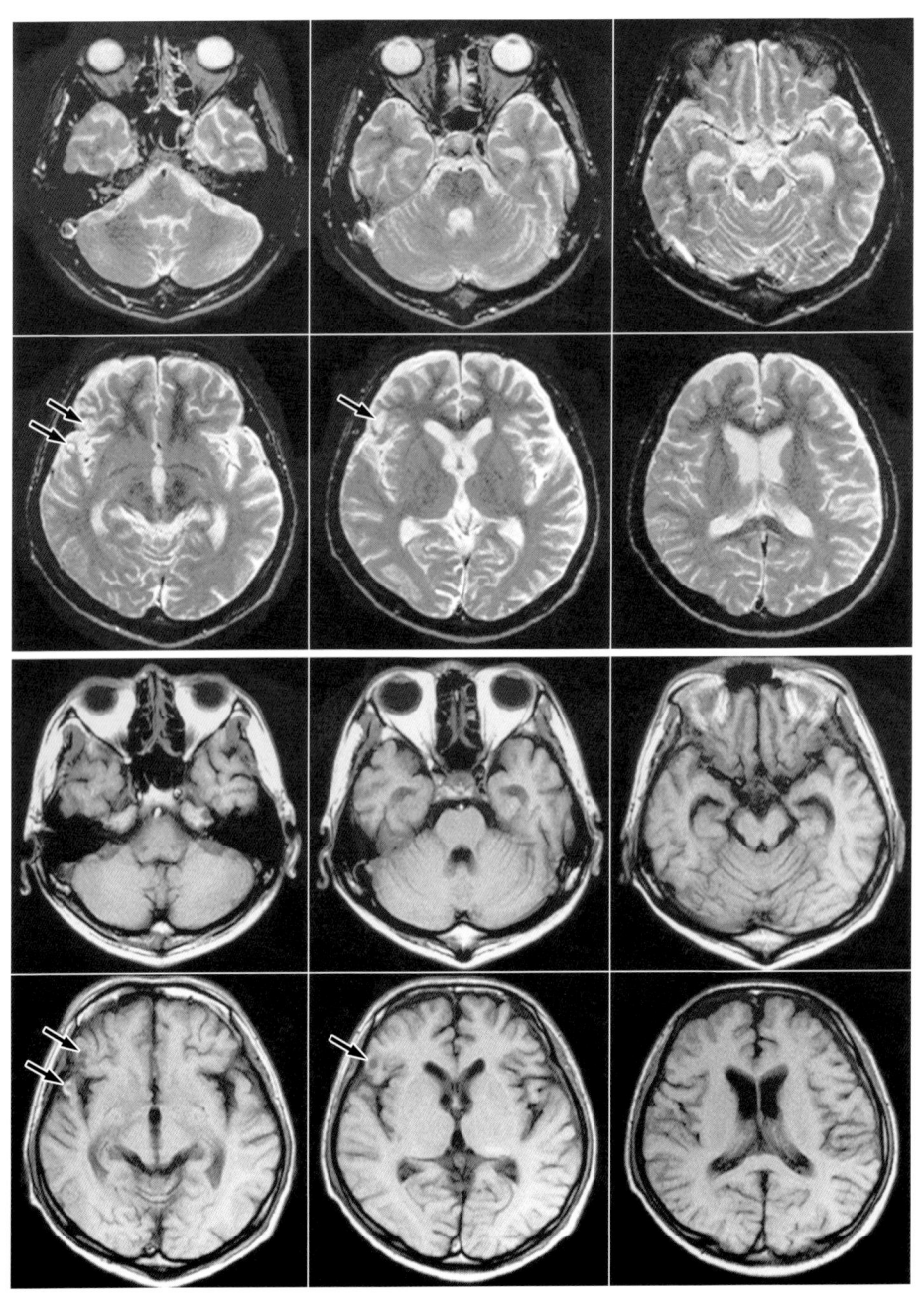

図20C　症例20　2ヵ月後

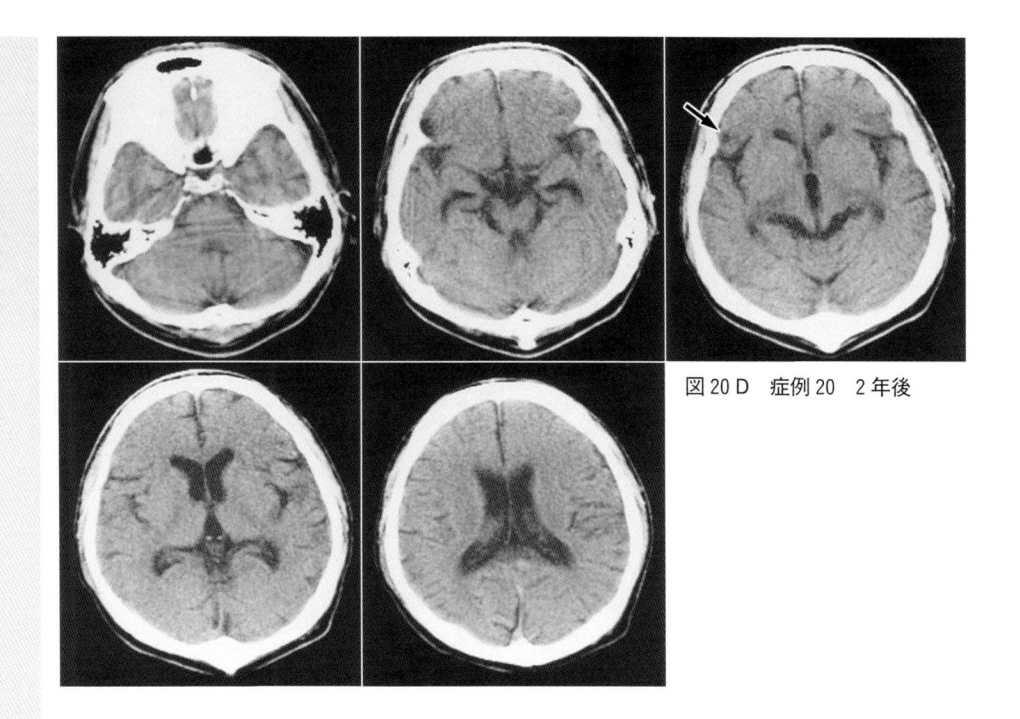

D：2年後のCTスキャン．右前頭葉脳挫傷痕を認める（↘）．脳外液貯留は消失している．全般性脳室拡大や脳溝の拡大傾向は2ヵ月後（C）と大差ない．

【小脳出血例】

　"脳外傷による高次脳機能障害"は中等度，体幹失調が目立つ．痙性片麻痺なし．

症例21：受傷時67歳女性

> ふだんは定期的に町の朝市に野菜類を売りに出かけていた．原付自転車走行中に車にはねられ，昏睡状態が1週間，傾眠が1ヵ月ほど続いた．その後も痴呆状態のままで，当初は興奮・易怒性が認められたが，半年後には落ち着いた．1年後，自発性に乏しく，会話は表面的で理解力低下．発音は失調性構語障害のために聴き取りにくい．支えなしに立つことができず，ふらついて歩行不能．尿便失禁．記銘力・見当識障害あり．長谷川式改＝11点（30点満点）．
> 画像的にも，典型的なびまん性軸索損傷で，小脳の出血性損傷が目立つ．

●図21（次見開き頁参照）説明

　A：受傷当日のCTスキャン．前額部と左後頭部に頭皮打撲創が認められる（▶▼）．右小脳半球に出血巣がある（↗）．迂回槽（♪ ♫）から天幕縁に沿ったクモ膜下出血を見る．側脳室三角部の高密度（▷ ◁）はあとのCTスキャンと比較すると，脳室出血であることがわかる．右基底核の黒点はフィルムのしみ．

　B：受傷翌日のCTスキャン．小脳出血は増大して第4脳室を圧排している．迂回槽などのクモ膜下出血は消えたが，右大脳半球の脳外液貯留が始まっている（◀）．両

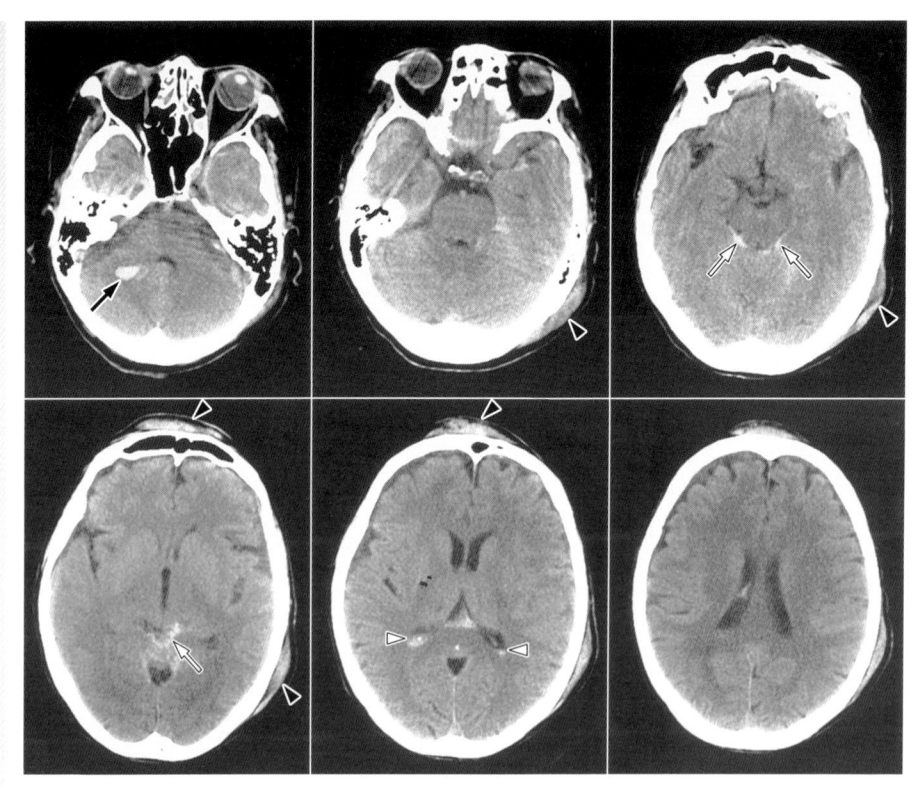

図21 A　症例21　受傷当日

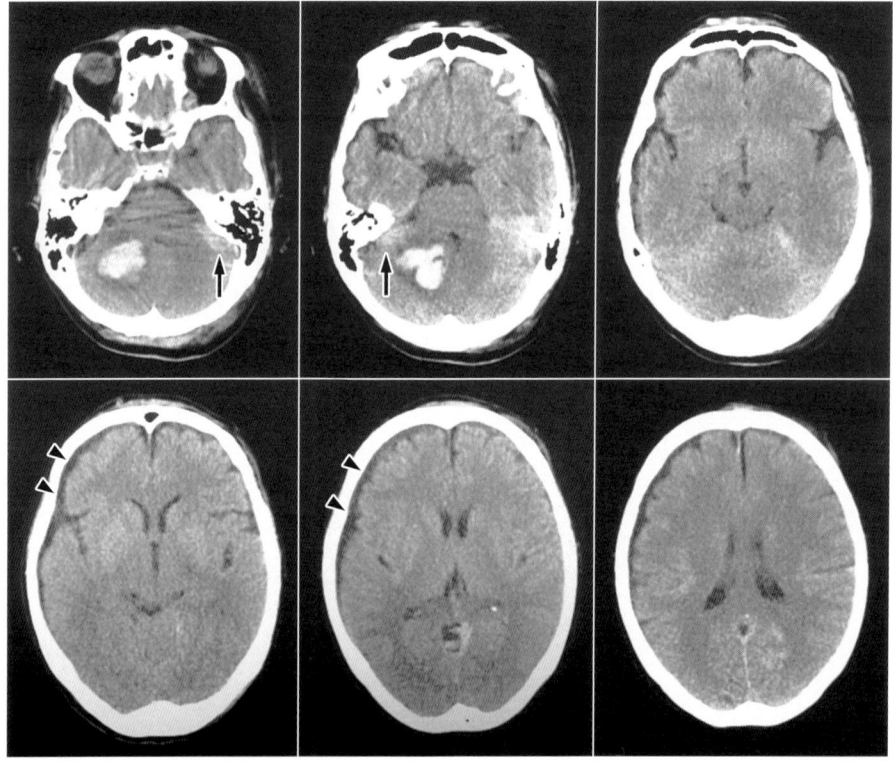

図21 B　症例21　受傷翌日

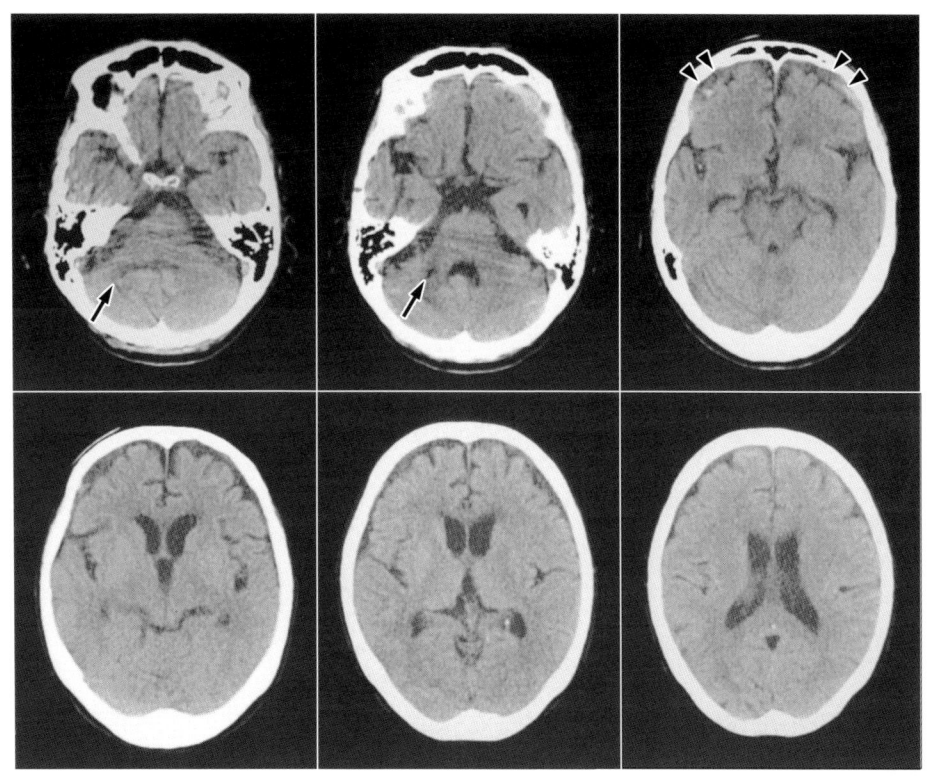

図21C　症例21　4ヵ月後

側小脳外側槽（錐体骨後面）の高吸収域（↑）はクモ膜下出血か artifact か判別しがたい．

C：4ヵ月後の CT スキャン．小脳出血後の低吸収域が残存（↗）．当日画像（A）と比較すると，脳室系は第4脳室のみならず，第3脳室，側脳室に至るまで全般的に中等度拡大している．両側前頭部に薄い硬膜下血腫の名残りがある（◂　▸）が，直下の脳表クモ膜下腔が開存しているので脳圧迫はないと判断してよい．

【脳幹損傷・小脳損傷の診断上のポイント】

脳幹損傷（外傷性一次性脳幹損傷[注*]）はびまん性軸索損傷の部分現象である．小脳損傷（外傷性小脳損傷）もそうであることが多い．呈示した3例はいずれも受傷直後から意識障害がある．3例中2例は，急性期にびまん性軸索損傷の画像所見である迂回槽出血や脳室出血をともなっている．1例は脳表の脳挫傷と硬膜下出血を伴うが，びまん性軸索損傷がこうした局在性脳損傷を併発してもよい（第8章参照）．3例ともに慢性期の画像所見では受傷当日と比較して明らかな全般性脳室拡大を呈している．衝撃が脳幹や小脳に留まらず脳全体に及んだ結果であり，びまん性軸索損傷であることの証拠である．

一次性脳幹損傷[注*]はびまん性軸索損傷の重症型であり，強い衝撃力を物語るとされ

ている．たしかに，急性期には中枢性呼吸障害が出現しやすく，気管内挿管と人工呼吸などの呼吸サポートを要する例も多い．脳外傷直後に昏睡のまま死亡する"致死的脳振盪"もこうした部類と考えてよい．慢性期には重度の小脳失調症状や痙性片麻痺ないし痙性四肢麻痺が残りやすい．しかし，すべてが重症とは限らない．**症例20**に見るように，極小の脳幹出血と周囲浮腫が主体の場合は"脳外傷による高次脳機能障害"も重度ではない．"脳外傷による高次脳機能障害"の程度はやはり全般的脳室拡大の程度と関連していると言えよう．

外傷性小脳損傷は，小脳半球表面の脳挫傷のこともある（**第8章，症例22**参照）．今回取り上げた**症例21**はそうした脳挫傷ではなく，びまん性軸索損傷に特徴的な組織断裂出血であり，これが成長し，サイズのある出血となったものである．いずれの症例ともに重度の小脳失調を残している．

MRのFLAIR画像（図18B）やT2強調画像（図20B）で認められる高信号斑がびまん性軸索損傷に特徴的な画像所見とされたこともあったが，その実態は**症例20**のように，点状出血を核とする浮腫性変化であった．すなわち，軸索損傷と同じ歪みメカニズムで小血管が損傷して点状出血（組織断裂出血）が起こり，この周辺に脳浮腫性変化が生じている．点状出血自体は早期に消えて浮腫性変化のみが残っていることもしばしばである．

注）*一次性脳幹損傷は衝動の瞬間にスイッチが入る損傷であり，びまん性軸索損傷の部分現象である．これと対比される二次性脳幹損傷は脳ヘルニアによって二次的に生じる損傷を指す．

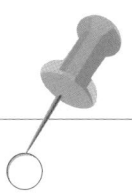

> コラム

びまん性軸索損傷とは・後編

(42頁「前編」より)

　やがて，局在性脳損傷との混合型の存在が認められるようになった．たとえば，急性硬膜下血腫や急性硬膜外血腫とびまん性軸索損傷の合併である．さらには，脳挫傷においてもびまん性軸索損傷の要素が認められた．頭部外傷のメカニズムに立ち返ってみると，閉鎖性頭部外傷では衝撃が脳全体に作用していることは間違いない．これが頭部外傷が頭部外傷であるゆえんであり，局在性病変から始まる脳血管障害や脳腫瘍とは異なるポイントでもある．つまり，脳外傷では常に軽重それなりのびまん性軸索損傷が生じていると言える．純粋なびまん性軸索損傷はあるが純粋な局在性脳損傷は存在しないのである．

　なお，びまん性と言っても，損傷が脳全体にあまねく平等に拡がっているのではない．脳の部位によって損傷が強弱まだらに存在していることは，本書の各症例の脳画像所見からも見て取れる．顕微鏡レベルでも損傷はすべての軸索に一様に生じるのではない．隣り合わせの軸索でも損傷を受ける軸索もあれば，まったく損傷のない軸索もある．そこには確率的な割合でもって損傷を受けた軸索が分布している．

　びまん性軸索損傷のなれの果てはどうなるのか．その解答こそが本書に籠められたメッセージとも言える．損傷を受けた軸索はワラー氏変性（順行性変性）に至る．こうして変性に陥った軸索は清掃・除去され，白質の体積が減少する．神経細胞も逆行性に変性し，脳皮質の萎縮も進む．脳画像的には全般性脳室拡大と脳表の脳萎縮となる．これは筆者を含む内外の研究者が見いだしたものであるが，これまで知られていなかったわけではない．気脳撮影の時代から重症頭部外傷後の脳室拡大が知られていた（Peerless 1967）．Adamsら（1977）は外傷後植物状態患者の脳割面を呈示し，脳室拡大はびまん性軸索損傷に由来する大脳白質体積減少によるものであることを指摘した．そして，なれの果ての臨床像のほうは本書のテーマである後遺症としての"脳外傷による高次脳機能障害"である．

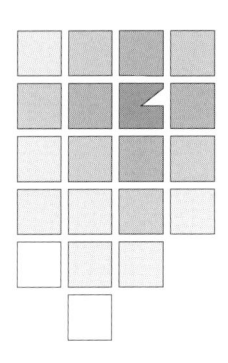

第 8 章
脳挫傷（局在性脳損傷）が目立つ症例

　脳挫傷や急性硬膜下血腫などの局在性脳損傷は脳画像上で目立つ．また，慢性期にも痕跡を残すので，これが"脳外傷による高次脳機能障害"を惹き起こしている犯人であると錯覚されやすい．実際には，局在性脳損傷は神経徴候や古典的な高次脳機能障害をもたらすこともあるが，無症状のことも多い．本章では，局在性脳損傷がとくに目立つ症例を集めたが，すべて，びまん性軸索損傷を併発している．両者は排他的なものではなく併存しやすいのである（Sahuquillo 1989）．そして，局在性脳損傷はどちらかと言えば見かけ倒しであり（Peerless 1967），びまん性軸索損傷こそが"脳外傷による高次脳機能障害"と強く関連しているのである（上久保ら 2004）．読影に際しては，「木を見て森を見ず」の愚を避けよう．つまり，局在性脳損傷の蔭にあって目立ちにくいびまん性脳損傷を見逃さないようにしたい．

【びまん性軸索損傷と側頭葉挫傷の合併例】
"脳外傷による高次脳機能障害"は中等度

症例 22：受傷時 66 歳女性

> 自転車で走行中に交差点で乗用車にはねられた．意識障害は 10 日間ほど続いた．両下肢骨折があり，整形外科治療を受けた．10 ヵ月後，介護施設に移った．2 年後，運動麻痺はないが，手が震え，体幹失調のため立位のバランスが悪く，車椅子移動となっている．呆けて日時や場所がわからず，昔のことは覚えているが，今のことは覚えられない．怒りやすくなったが，乱暴まではしない．聴力低下があるが，どちらの耳かは確認されていない．
> 重度の小脳失調による日常生活動作障害のほか，"脳外傷による高次脳機能障害"の認知障害と軽度の情動障害を残している．脳挫傷に伴う古典的高次脳機能障害は明らかではない．

●図 22 説明

　A：受傷当日の CT スキャン．右後頭下部打撲（↗）．右錐体骨は含気が消失しており，錐体骨骨折，錐体洞出血と診断される（↓）（骨条件画像は呈示していない）．右小脳半球打撃部直下に挫傷性変化（高吸収点を取り囲む低吸収量）を認める（↗）．左側頭葉前半から前頭葉にかかる出血性脳挫傷がある（▸）．打撲の対極にできた反衝損

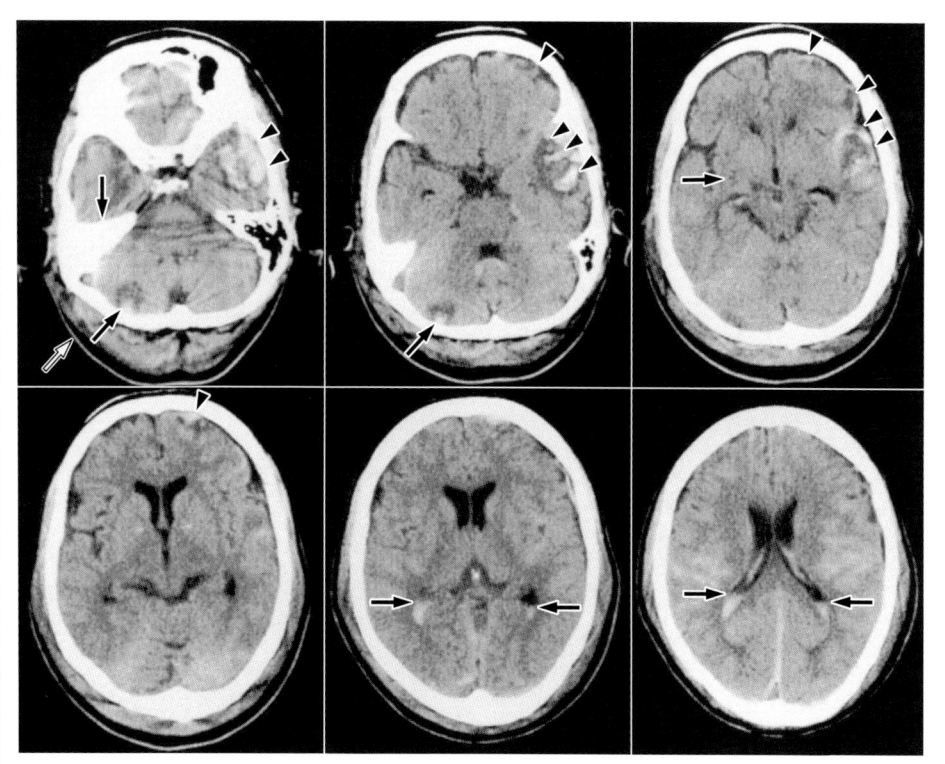

図22 A　症例22　受傷当日

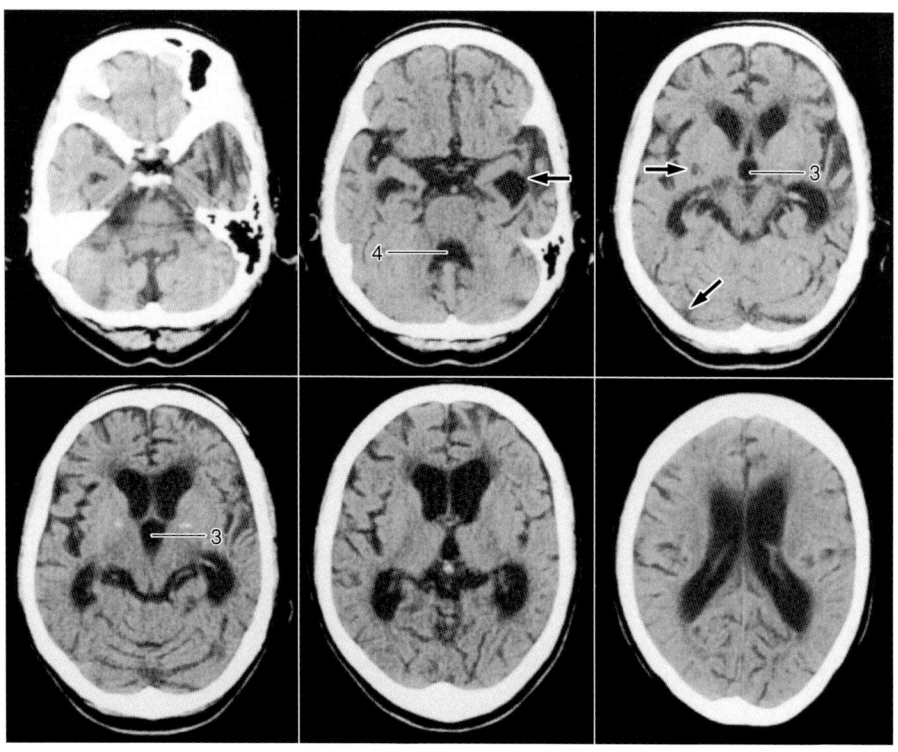

図22 B　症例22　8ヵ月後

傷である．大脳半球の正中構造は偏位していない．両側脳室下角に脳室出血によるニボーが認められる（→ ←）．脳室出血はびまん性軸索損傷に特徴的な画像所見のひとつである（第4章参照）．右基底核後部に淡いラクナを認める（→）．

B：8ヵ月後のCTスキャン．左側脳室下角の限局性拡大も強い（←）が，第3脳室（3），第4脳室（4）を含む全般性脳室拡大が高度である．脳溝，脳梁も開大傾向である．左側頭葉の挫傷痕と萎縮がある．右小脳挫傷痕もわずかに認められる（◢）．右錐体骨の含気消失は続いている．右基底核後部にラクナを認める（→）．右小脳挫傷，右錐体洞出血，左側頭葉・前頭葉脳挫傷とびまん性軸索損傷の合併例である．

【前頭葉挫傷が目立つ例】
"脳外傷による高次脳機能障害"は重度

症例23：受傷時59歳男性

散歩中に車にはねられた．意識障害は2週間で回復した．保存的に治療されたが，1ヵ月後，正常圧水頭症の診断で脳室シャント手術を受けた．4ヵ月後に退院したが，高度の精神症状が続いている．半年後のウェクスラー成人知能検査WAIS-Rで全IQ＝50点であった．4年後，運動麻痺はないが，歩行がふらつく．尿便失禁のため紙パンツを使用している．風呂の中で大小便をする．記憶力が悪く，3分前のことも覚えない．いらいらし，妻に対して暴言・暴力があ

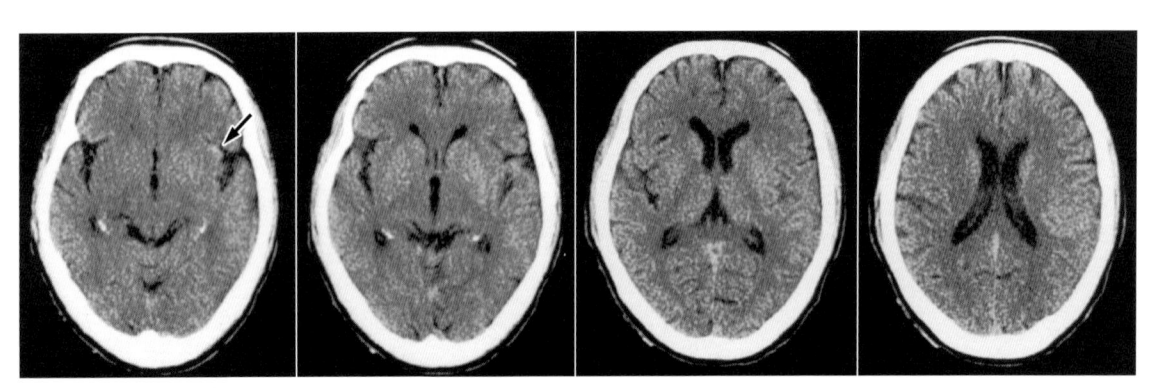

図23A　症例23　受傷当日

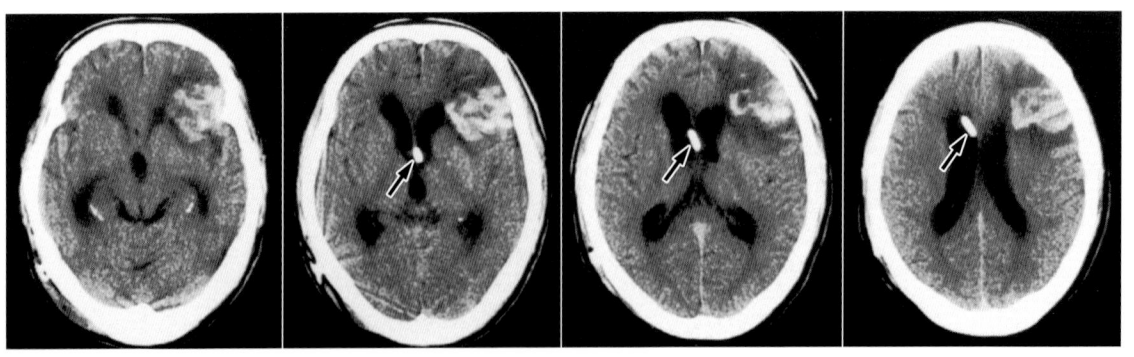

図23B　症例23　1ヵ月後

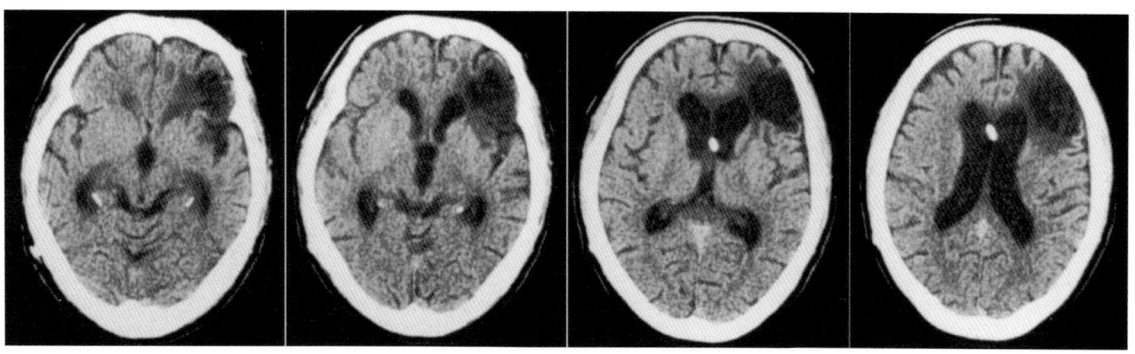

図23C　症例23　1年3ヵ月後

る．お金を持たせると使ってしまい，お釣りは忘れる．
典型的な"脳外傷による高次脳機能障害"である．

●図23 説明

　A：受傷当日のCTスキャン．右後頭部を打撲している（呈示した画像スライスではわからない）．左シルビウス裂前方にクモ膜下出血を疑わせる小さな淡い高吸収点がある（↙）ほかは，目立った所見はない．
　B：1ヵ月後，脳室シャント手術施行直後のCTスキャン．左前頭葉の挫傷性出血が大きく残っており，右前角にシャント管（↗）が挿入されている．左側脳室前角はわずかに圧排されている．
　C：1年3ヵ月後のCTスキャン．左前頭葉に広汎脳挫傷痕があるが，左側脳室の限局性拡大はそれほどではなく，全般性脳室拡大が目立つ．脳表，脳溝，脳裂のクモ膜下腔もやや開大し，脳萎縮である．シャント管も残されている．左前頭葉脳挫傷とびまん性軸索損傷の合併と診断される．なお，外傷性水頭症の診断は外傷後の脳室拡大を見誤ったものであり，シャント手術は無効と言える（第9章参照）．

【前頭葉挫傷例】

"脳外傷による高次脳機能障害"は軽度

症例24：受傷時22歳男性

交通事故直後，右耳からの出血と髄液耳漏が認められた．1週間ほどは意識が軽度低下していた．4年後，仕事に復帰しているが，物品名や人名が覚えられず，日時を忘れやすい．人の話を理解したり，話をすることが下手になった．怒りやすく，乱暴をすることもある．右聴力低下30 dB．

●図24（次見開き頁参照）説明

　A：受傷当日のCTスキャン．右後頭部打撲（♪）．右錐体骨の骨折（骨条件画像は呈示していない）と錐体洞の含気不良（↘）．左前頭葉外側に脳挫傷が始まっている（↙）．

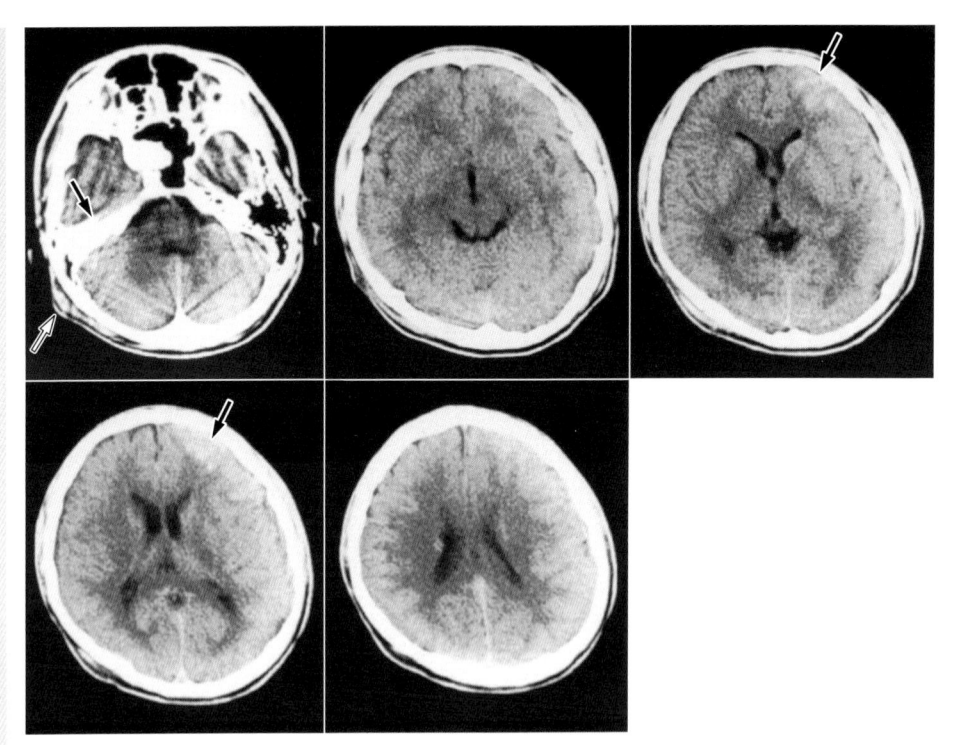

図24A　症例24　受傷当日

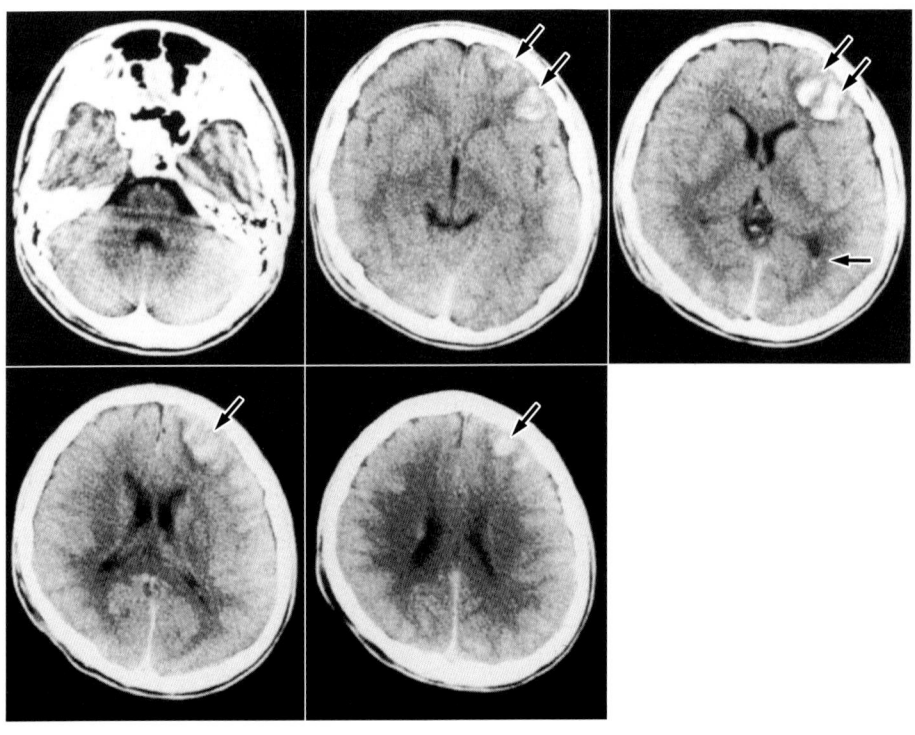

図24B　症例24　3日後

図24C　症例24　1ヵ月後

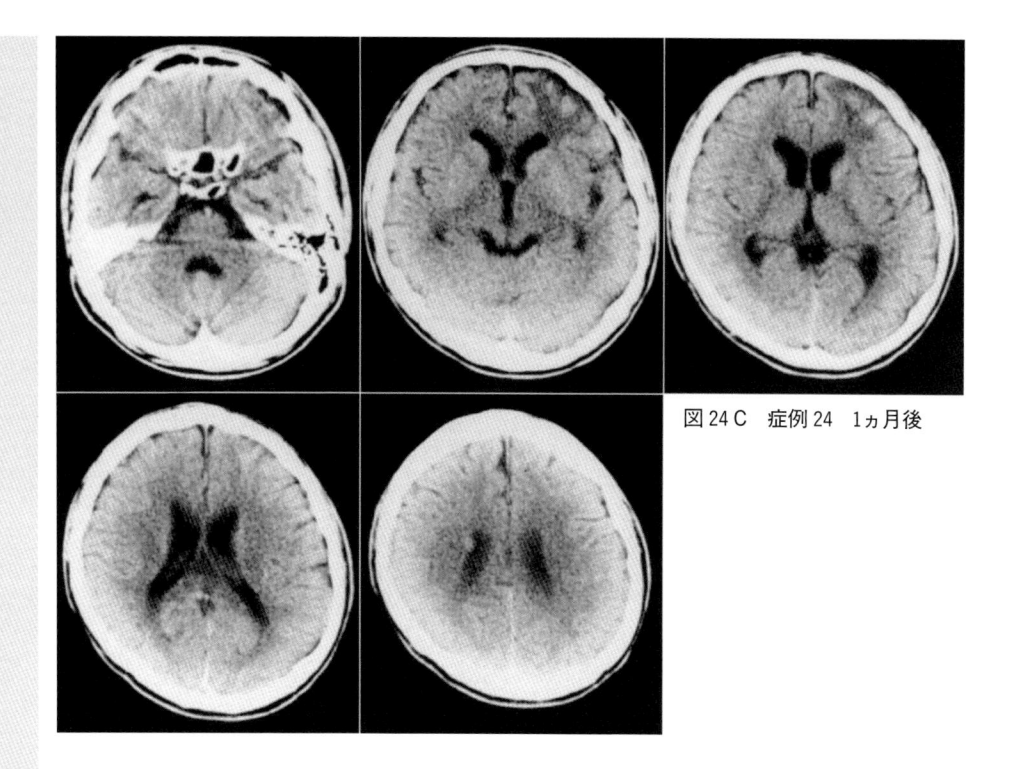

　B：3日目．挫傷は挫傷性出血となって拡大（✔）．左側脳室下角に脳室出血によるニボーあり（⇦）．

　C：1ヵ月後のCTスキャン．脳挫傷は陳旧化し，全般性脳室拡大が始まっている．右錐体洞は含気消失のまま．びまん性軸索損傷，左前頭葉の脳挫傷（反衝損傷），右錐体骨骨折と錐体洞内出血と診断される．

【前頭葉の脳挫傷痕が目立つ例】
"脳外傷による高次脳機能障害"は軽度

症例25：受傷時64歳男性

> 自転車走行中，交差点で乗用車にはねられた．意識障害は数日間続いた．3週間後，右視力低下（＝0.4）に気付いた．8ヵ月後のウェクスラー成人知能検査WAIS-Rで全IQ＝103点であった．3年後，軽度の物忘れがあり，いらいらし，周囲とのトラブルもあるが，日常生活は普通にこなしている．
> "脳外傷による高次脳機能障害"は軽度に残存と言える．本例のように，知能検査成績は正常でも，日常生活での近時記憶障害は否定できないことに注意．

● 図25（次頁参照）説明

　A：受傷後1時間目のCTスキャン．左頭頂部と右前側頭部を打撲（↘ ↖）．右前頭葉の脳挫傷と薄い急性硬膜下血腫が認められる（◂）．右前頭葉はやや腫脹気味であり，右前角を含む右側脳室はやや狭小．迂回槽は消失に近い．左側に偏した迂回槽出

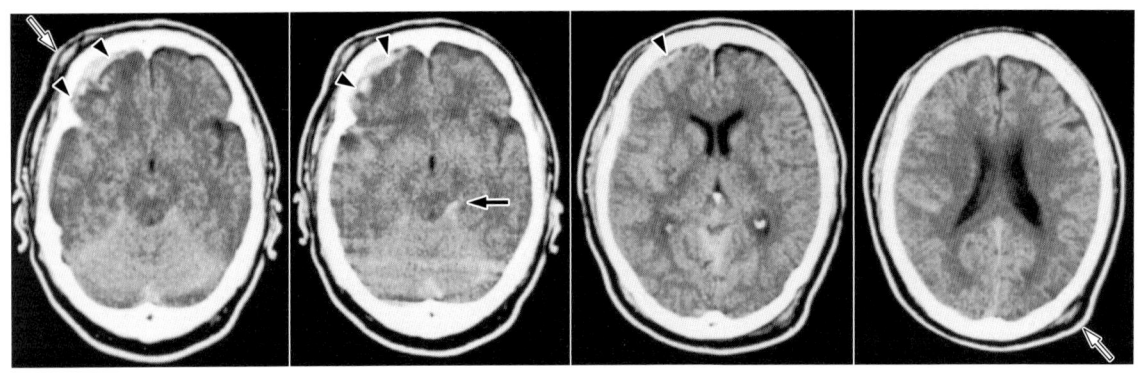

図25A 症例25 受傷1時間後

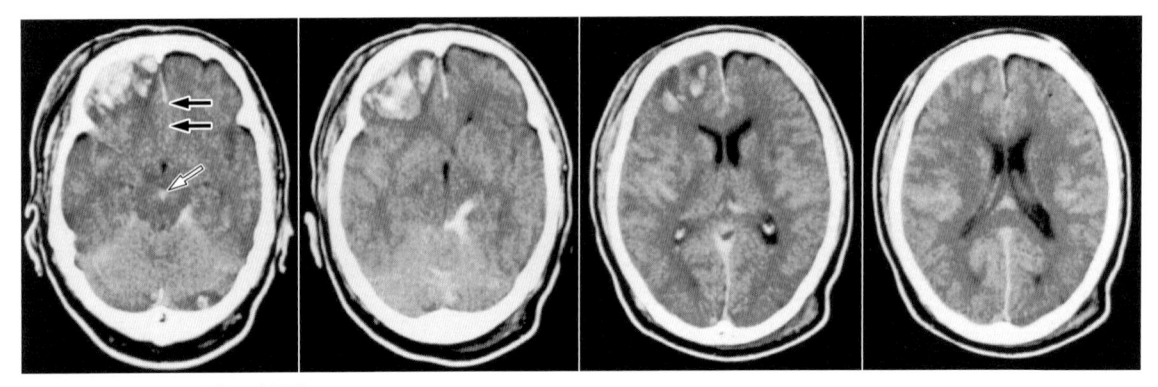

図25B 症例25 受傷6時間後

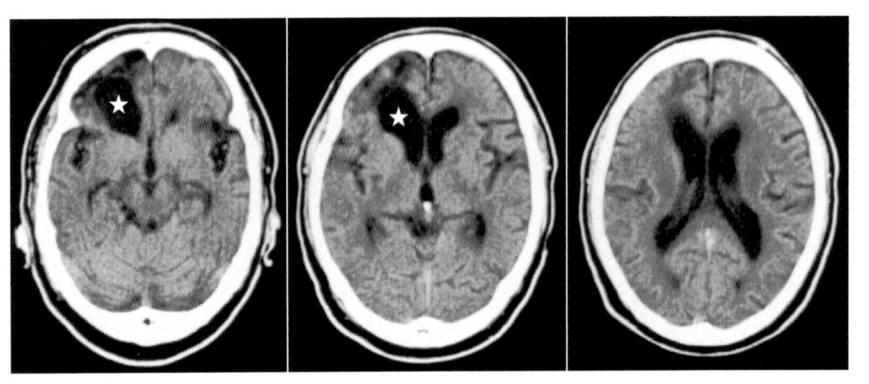

図25C 症例25 2年後

血があり（←），びまん性軸索損傷と診断される．このように，薄いながらも硬膜下血腫が存在し，迂回槽が消失傾向にあるときは，脳腫脹を伴っており，脳室サイズは平常よりも狭小化していると見たほうがよい．

B：受傷当日で，6時間後のCTスキャン．右前頭葉の脳挫傷と脳腫脹は増大し，正中構造の偏位が生じている（←）．迂回槽出血に加えて，脚間槽の出血（⊄）も明瞭である．

C：2年後のCTスキャン．右前頭葉の脳挫傷痕と右側脳室前角の変形・拡大（☆）が目立つ．全般性脳室拡大は受傷当日と較べては明らかであるが，前述の理由で判定

困難．右前頭葉脳挫傷と急性硬膜下血腫，急性期（半球）脳腫脹と，びまん性軸索損傷の合併例．

【脳挫傷（局在性脳損傷）合併例の診断上のポイント】

　本章で取り上げた4例は，いずれも片側の前頭葉/側頭葉に脳挫傷が目立ち，2例ではそれによる限局性脳室拡大もみられる．しかし，それだけではない．4例ともに全般性脳室拡大を残し，3例ではびまん性軸索損傷の急性期画像所見（脳室出血，迂回槽出血）が認められる．そして，全例に軽重はあるものの典型的な"脳外傷による高次脳機能障害"の臨床症状が認められる．つまり，4例ともびまん性軸索損傷を伴っているのである．なお，脳挫傷による頭蓋内圧亢進・脳腫脹から二次性びまん性脳損傷が加味された可能性もある．重要なことは，4例の"脳外傷による高次脳機能障害"と随伴する神経徴候（症例22の小脳症状を除く）はびまん性脳損傷の後遺症として十分理解できることである．つまり，脳挫傷が目立つ例においても，"脳外傷による高次脳機能障害"を探るためには，びまん性脳損傷がもたらす全般性脳室拡大を見落としてはならない（益澤2002）．これは著者が言い始めた新説ではない．頭部外傷の大家である英国のJennettら（1981a）は，「重症頭部外傷（＝脳外傷，著者注）後の記憶・記銘力障害，遂行機能障害，情動障害などは，ややもすると側頭葉や前頭葉の局在性損傷（脳挫傷）に帰せられやすいが，多くはびまん性脳損傷によるものである」，と指摘している．また，Sahuquillo-Barrisら（1985）によれば，「局在性脳損傷とびまん性軸索損傷が合併した場合，慢性期の転帰はびまん性軸索損傷によって決まる」のである．

　神経心理学的検査からも，前頭葉損傷よりもびまん性脳損傷を重視する結果が示されている．前頭葉機能検査と称せられるウィスコンシンカード分類課題試験の成績は脳外傷においては前頭葉損傷よりも，むしろ，びまん性脳損傷の程度を反映していることから，脳外傷後の精神症状は前頭葉障害ではなくびまん性脳損傷によるとされた（Vilkki 1992, Anderson 1995）（次頁コラム【知能検査・神経心理学的検査の限界】を参照）．

　症例22では重度の小脳失調（神経徴候）が見られるが，小脳表面の脳挫傷と無縁ではない．これを除けば，4例の局在性脳損傷に見合った神経・精神症状は明らかではない．つまり，片側の前頭葉前部や側頭葉前部外側の脳損傷では（大脳生理学的に微細な高次脳機能障害はありえるが），日常社会生活に影響するような神経/精神症状や古典的な高次脳機能障害は発現しないと見てよい．脳外科医が大脳にメスを入れる際に，症状が発現しやすいeloquent area（雄弁領域）と症状が発現しにくいnon-eloquent area（寡黙領域）を区別することがあるが，前頭葉前部や側頭葉の前部外側はまさに寡黙領域なのである（Otani 2005）．

　前頭葉眼窩脳の損傷で認知障害と易怒性などの性格変化が出現するとの説もある（Duus 1995）．しかし，拠り所にされた症例は脳外傷後であり，びまん性軸索損傷とそれに由来する脳室拡大を見逃していた可能性が高い．

　局在性脳損傷そのものの後遺症状はどうか．もちろん，大脳雄弁領域の損傷では，それに見合った片麻痺，失語症，視覚障害などの神経症状（一部は従来型の高次脳機

能障害でもある）が発現するが，脳表の小さな脳挫傷では無症状のことも多い．

局在性脳損傷が片側性ではなく両側性にきた場合はどうか．前頭葉前部や側頭葉前部外側などの寡黙部位であっても，両側に障害が及べば重度の精神症状が発現しやすい．ただし，小さな挫傷では臨床症状が生じないこともある．かつて精神疾患に対する外科的治療法であった前頭葉切除術 frontal lobotomy や両側眼窩脳切載術 orbital undercutting では術後に強い前頭葉症状が見られた．これらでは，多幸性，自発性低下，衝動性低下，遂行機能障害などの高次脳機能障害が主体であり，"脳外傷による高次脳機能障害"とはニュアンスが異なるが，紛らわしい．

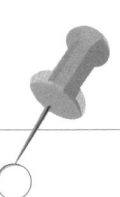

> コラム
知能検査・神経心理学的検査の限界

知能検査などの神経心理学的検査を高次脳機能検査と称するむきもあるが，ある意味では正しくない．ひとつには，こうした検査は認知機能の測定に偏っており，情動障害・性格変化は測定していない（Jennett 1981b, Borgaro 2002）ので，全体像を評価するには片手落ちとなるからである．脳外傷後の神経心理学的検査は個別の知的能力は測れても実際の社会への適応能力をみるには無力であるとの厳しい見方もある（Narayan 1993, Hart 2003）．

個別的な問題点もある．認知機能検査としては，WAIS-R（ウェクスラー成人知能検査改訂版）がポピュラーである．しかし，これが正常であっても認知機能障害は否定できないのである（本文中の症例2，11，25参照）．"脳外傷による高次脳機能障害"での認知障害では，健常高齢者と同様に，記銘力障害・近時記憶の障害が目立つ．WAIS-R はこうしたタイプの記憶障害に対しては検出感度が低いことが知られている（大東 2000, Jennett 1981b）．強いて言えば，有関連・無関連の対語試験（Spaan 2005）（本邦では三宅式（脳研式）記銘力検査が知られている）はこうした記憶障害に対して比較的感度が高い．なお，知能検査ではないが，"脳外傷による高次脳機能障害"が認められても大学の入学筆記試験に合格した例もある．

前頭葉機能検査と称せられる検査群がある．これらは，従来型の高次脳機能障害を重視する立場からは，前頭葉障害の程度を反映するとされている．ところが，脳外傷においてはそうした局在診断の意義に異論が出されている．たとえば（ウィスコンシン方式）カード分類課題試験は前頭葉病変によらず，むしろ，びまん性脳損傷の程度を反映していると報告されている（Vilkki 1992, Anderson 1995）．

このように，神経心理学的検査でもって"脳外傷による高次脳機能障害"の程度を診断しようとすると，いろいろな落とし穴がある．こうした検査は高次脳機能障害のある側面を見ているに過ぎないと，その限界を理解したうえで援用すべきであろう．

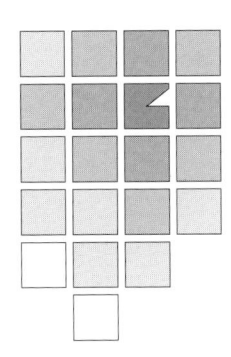

第 9 章
外傷性水頭症と誤診されやすい脳室拡大

"脳外傷による高次脳機能障害"の特徴として，全般的な脳室拡大が外傷後早期に始まり，数ヵ月で固定することを，これまで繰り返し強調してきた．つまり，びまん性軸索損傷や二次性びまん性脳損傷により，大脳・小脳の白質の神経線維（軸索）がびまん性に障害され，病理学的変性を起こして間引きされ，その結果，白質の体積が減少するために，脳萎縮・脳室拡大となって残るのである（図3X）．また，それが"脳外傷による高次脳機能障害"の病理学的基盤であることを示してきた．

ところが，以前から，「外傷後の脳室拡大は外傷性水頭症である」との説が根強く残っており，今でもシャント手術を施行する脳神経外科医が皆無とは言えない．本章ではこうした例を取り上げ，画像所見のピットフォールを指摘したい．

【"水頭症"に対する脳室シャント手術が無効であった例】
"脳外傷による高次脳機能障害"は重度

症例 26：受傷時 66 歳男性

原付自転車で走行中，車に引っかけられた．傾眠1週間．その後も自発性欠如し，ぼーっとした状態が続いた．意欲低下と失見当識が認められたが，運動麻痺は見られなかった．4ヵ月後，脳室拡大所見を水頭症と診断して脳室腹腔シャント手術が施行された．術後，症状改善なく，意欲低下，自発性欠如，失見当識が改善しなかったことは主治医もコメントしている．1年半後，再度の脳室腹腔シャント手術が施行されたが，症状不変のまま自宅退院した．家族から見て，今聞いたことをすべて忘れ，日にちもわからず，自分からは喋らず，尿失禁，ときには大便失禁もあり，外に出れば迷子になる状態．長谷川式改＝17点（30点満点）．

本例では攻撃性人格変化は認められないが，"脳外傷による高次脳機能障害"でも高齢者の場合は攻撃性よりも自発性低下が前面に出やすい．臨床的にも，画像的にも脳室シャント手術が無効であり，水頭症ではなかった．

●図 26（次頁参照）説明

A：受傷当日のCTスキャン．打撲部位は判然としない．左尾状核頭部に小出血点あり（←）．左基底核にも淡い高輝度点が認められる（⇐）．脳室，ことに前角の周囲

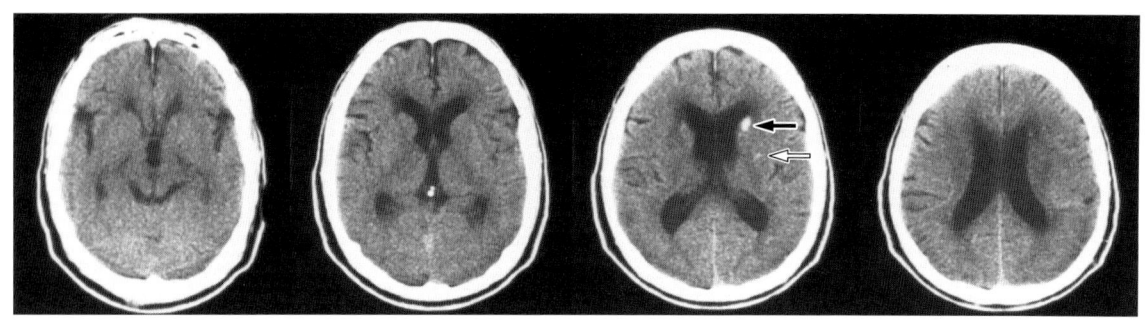

図 26 A　症例 26　受傷当日

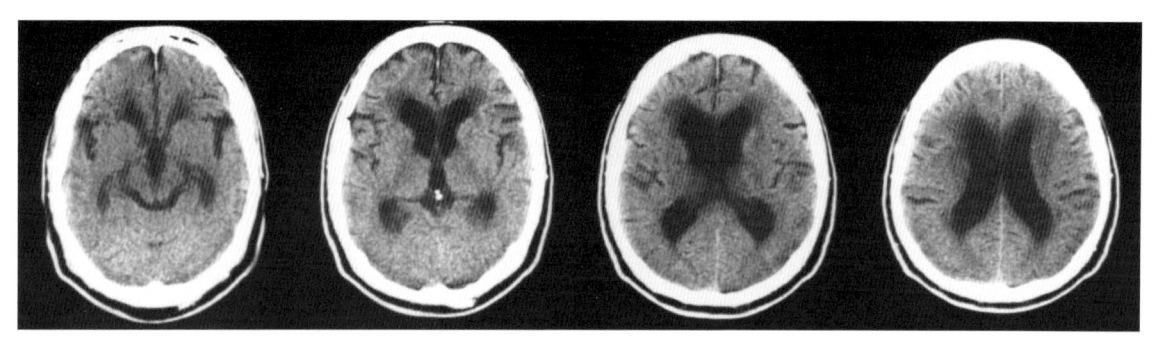

図 26 B　症例 26　3 ヵ月後

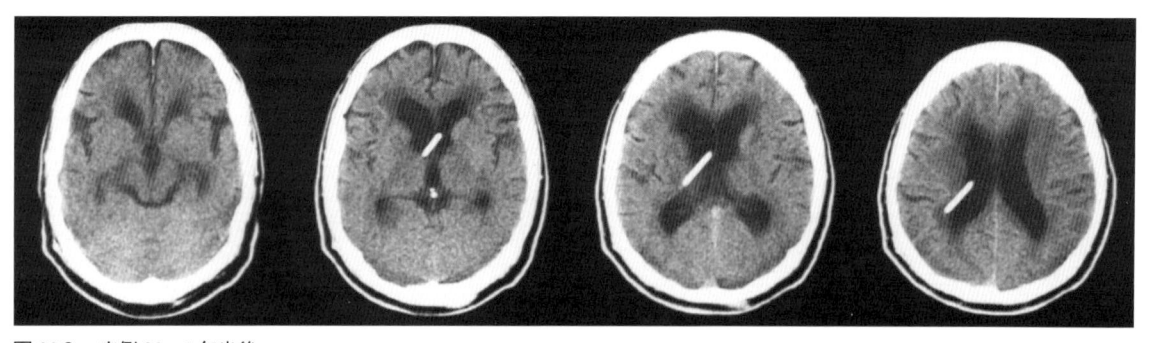

図 26 C　症例 26　1 年半後

に淡い低吸収域が拡がっているが，これは非外傷性の加齢性白質変化である．

　B：3 ヵ月後の CT スキャン．側脳室，第 3 脳室が中等度拡大し，丸みを帯びている．

　C：1 年半後の CT スキャン．右頭頂部から側脳室前角に脳室管が挿入されている．側脳室，第 3 脳室，脳表クモ膜下腔ともに前回（B）と変わらない．画像上，シャント手術は無効と言える．

　急性期の脳内（脳室近傍）の点状出血（組織断裂出血）の存在とその後の脳室拡大は，びまん性軸索損傷の診断と合致する．

【"水頭症"に対する脳室シャント手術が無効であった例】

"脳外傷による高次脳機能障害"は重度

症例 27：受傷時 24 歳男性

交通事故による意識障害は1ヵ月以上続いた．その後ももうろう状態が続き，2ヵ月後に水頭症の診断で脳室腹腔シャント手術が施行された．1年後，右片麻痺，体幹失調，構語障害を残し，歩行器歩行状態．記銘力や学習能力は高度に障害され，易怒性も認められる．ときに大便をもらす．
典型的な"脳外傷による高次脳機能障害"である．

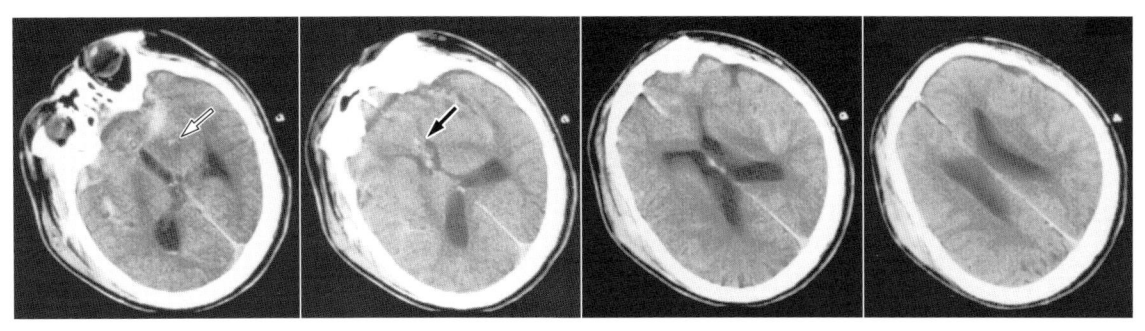

図 27 A　症例 27　受傷当日

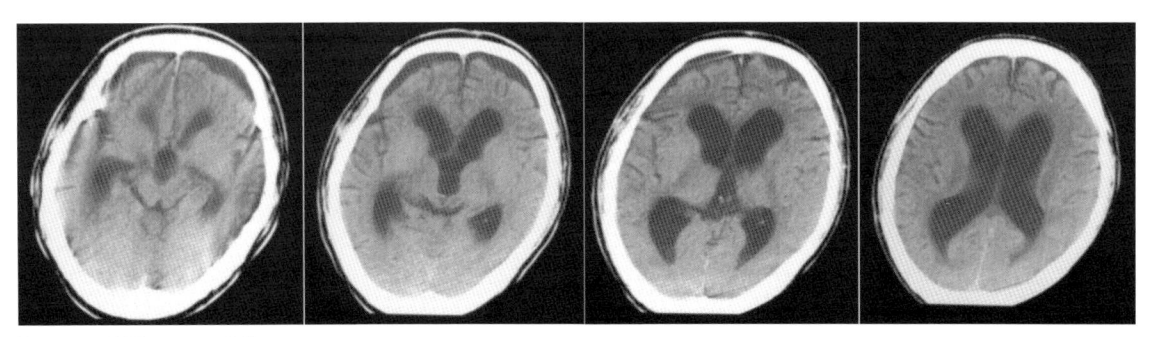

図 27 B　症例 27　1ヵ月後

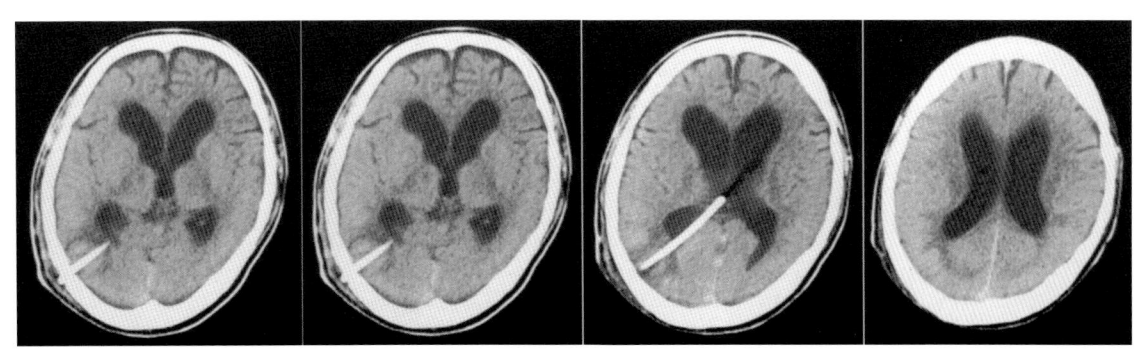

図 27 C　症例 27　2ヵ月半後

●図27（前頁参照）説明

　A：受傷当日のCTスキャン．頭部が傾いて撮像されているのは意識低下によるもの．右側頭部頭皮に打撲創がある．両側シルビウス裂にクモ膜下出血を認める．中隔野（↙），左基底核（↙）に小出血が散在している．

　B：1ヵ月後のCTスキャン．両側の硬膜下水腫とおぼしき脳外液貯留が残っているが，脳室は既に高度に拡大している．

　C：2ヵ月半後のCTスキャン．右頭頂部から脳室管が挿入されているが，脳室拡大は不変である．脳外液貯留はほぼ消失している．画像上，シャント手術は無効であったと言える．

　急性期の脳内点状出血とその後の脳室拡大は，びまん性軸索損傷の診断に合致する．

【"正常圧水頭症"に対する脳室シャント手術が無効であった例】

"脳外傷による高次脳機能障害"は軽度

症例28：受傷時72歳男性

> 自転車走行中に車に追突された．搬入時，頭痛と嘔吐があったが，意識はJCS（日本昏睡尺度）で1桁程度に保たれていた．痴呆，歩行障害，尿失禁が認められ，正常圧水頭症の診断で，1ヵ月半後に脳室腹腔シャント手術が施行された．シャント機能不全のため，6ヵ月後シャント再建術が施行された．しかし，その後も痴呆，歩行障害，尿失禁は続いた．4年後，長谷川式改＝20点（30点満点）であった．仕事に復帰しているが，物品名や人名が覚えられず，日時を忘れやすい．人の話を理解したり話をすることが下手になった．怒りやすく，乱暴をすることもある．
> 本例のような高齢者では，びまん性軸索損傷であっても，外傷直後の意識障害が比較的軽度の場合がある．

●図28説明

　A：受傷当日のCTスキャン．後頭部正中に頭皮打撲創があり．右前頭骨の骨折もある（骨条件画像は呈示していない），左前頭極に脳挫傷を認める．右側頭葉脳表からシルビウス裂におよぶクモ膜下出血（脳挫傷）と薄い硬膜下出血がある．迂回槽右寄りに出血が認められる（↗）．右大脳半球はわずかに腫大している．大脳鎌後部（◀）が左に寄っているのは，右大脳半球の発達が優位なためで，病的所見ではない．

　B：40日後．側脳室，第3脳室の拡大が目立つ．脳挫傷痕は明らかではないが，側脳室の前角は右のほうがやや大きい．

　C：53日後，シャント手術直後のCTスキャン．右側脳室前角に脳室管が挿入されている．脳室サイズは縮小していない．手術操作による脳室出血が少量認められる（→）．

　D：半年後のシャント再建後のCTスキャン．左側脳室前角に脳室管が増設されている．脳室サイズは40日後のそれと変わらない．

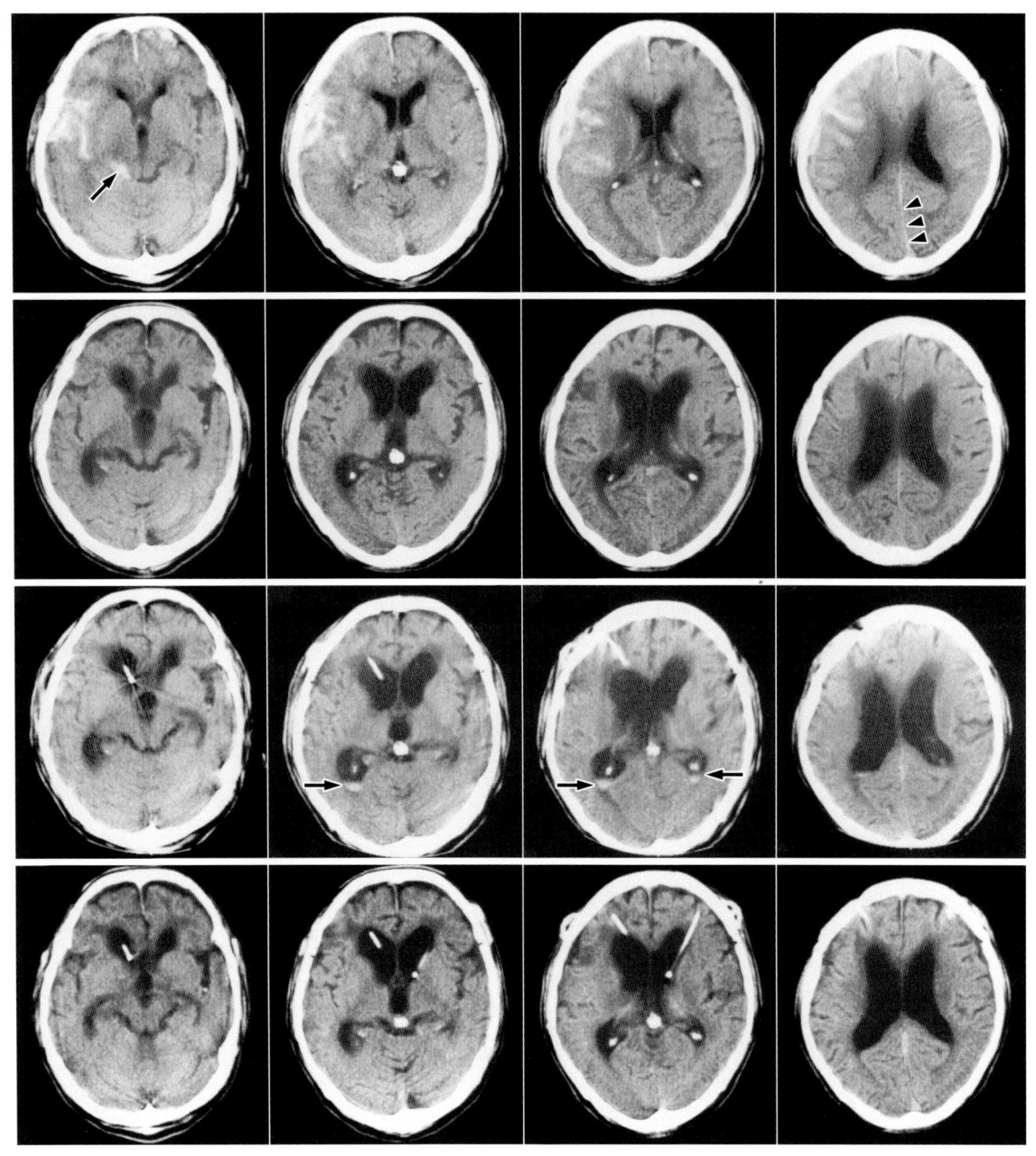

図28 症例28

A：受傷当日
B：40日後
C：53日後
D：半年後

　本例では，局在性脳損傷とびまん性軸索損傷の画像所見（迂回槽出血）が併存している．脳室拡大をもたらしたのは水頭症ではなく，びまん性軸索損傷である．局在性脳損傷に続発する二次性びまん性脳損傷も加わった可能性がある．右側脳室の限局性拡大は脳挫傷（局在性脳損傷）による変化である．

【急性期閉塞性水頭症をきたした例】
"脳外傷による高次脳機能障害"は中等度

症例 29：受傷時 18 歳女性

> 運転中，出会い頭衝突で昏睡状態となって搬入され，頭部外傷と骨盤骨折と診断された．翌日，急性水頭症に対し両側穿頭・脳室ドレナージ術が施行された．意識障害の回復に 30 日を要した．4 年後も見当識障害，記銘力低下著明，知能低下があり，長谷川式改＝16 点（30 点満点），三宅式記銘力検査では無関係対語試験＝0-0-1（正常平均：4.2-7.3-8.5）と低下．また，情緒不安定，社会不適応で，動作や発語が緩慢であり，歩行は失調性で不安定であった．日常生活動作は自立しており，尿便失禁はなかった．
> 典型的な"脳外傷による高次脳機能障害"と小脳失調である．

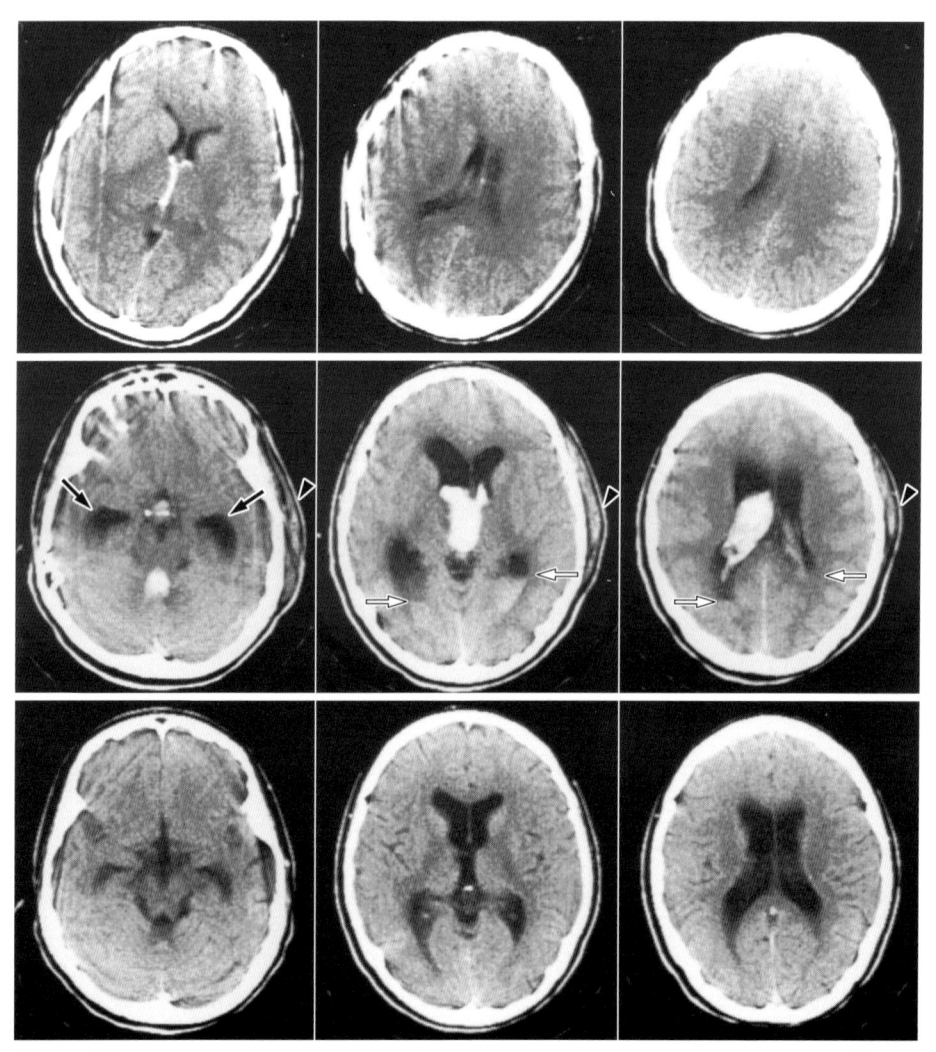

図 29　症例 29

A：受傷当日
B：受傷翌日
C：1 年半後

● 図 29 説明

　A：受傷当日の CT スキャン．頭が右に傾き，体動によるアーチファクトもあるが，第 3 脳室を充満する出血が認められる．脳室サイズは年齢相当である（第 3 章の図 9 X，第 4 章の図 12 X を参照）．

　B：翌日の CT スキャン．左側頭部に頭皮打撲痕がある（◀）．脳室出血は第 4 脳室，第 3 脳室から左側脳室体部に延びる鋳型状の部分と，両側脳室後角にニボー（水平液面）を呈する液状部分（⇒）とがある．全般性脳室拡大が著明であり，ことに，両側脳室下角（↘）の拡大が目立つ．このあと，閉塞性急性水頭症と診断で両側脳室ドレナージが施行された．

　C：1 年半後の CT スキャン．全般性脳室拡大の残存は受傷当日と比べれば明らかであるが，受傷翌日と比べると緩和されている．

　びまん性軸索損傷の急性期指標のひとつである脳室出血が多量で，これが閉塞性水頭症をもたらした例である．その後に残存した脳室拡大は水頭症ではなく，びまん性脳損傷による．

【外傷性水頭症と誤診しないための診断上のポイント】

　外傷後の脳室拡大は水頭症とみるのが，従前の脳神経外科医のなかば常識であった．脳動脈瘤破裂によるクモ膜下出血後に，＜痴呆，歩行障害，尿失禁＞を三徴とする正常圧水頭症が生じることがある．これは髄液シャント手術によって回復するので，脳神経外科医が治せることのできる痴呆として注目を浴びた．こうした病態と臨床的・画像的に似ているところから，また，頭部外傷・脳外傷では外傷性クモ膜下出血が頻発するところから，外傷後の脳室拡大は水頭症とされたのも無理はない．しかしながら近年，外傷後脳室拡大を水頭症と見立ててのシャント手術施行例がとみに減少している．シャント手術の前後や，設置したシャント管が機能不全で閉塞した後も患者の容態にさしたる変化がない，つまり，シャント手術の効果がないことが知られるようになったからであろう．また，診断技法の進歩も見逃せない．当初，正常圧水頭症の診断には髄液シンチグラフィーでの脳室逆流がポイントとされたが，これはアルツハイマー病などの脳萎縮でも認められることから，信頼されなくなり，今では，髄液ドレナージ試験や髄液タップ試験が診断基準となっている．ちなみに，前者は腰椎ドレナージを 3 日間ほど留置して髄液を持続的に排液し，後者は腰椎穿刺から 1～2 回髄液を排液し，いずれも臨床症状の改善の有無を観察する検査である．

　外傷性水頭症が皆無ではないことは症例 29 からも明らかであるが，本例は極めて稀な急性期例である．

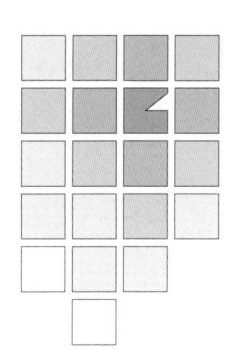

第 10 章

受傷当日の脳画像は平常時の脳室サイズを反映している

びまん性軸索損傷や二次性びまん性脳損傷では慢性期に全般性脳室拡大が残り，その程度が"脳外傷による高次脳機能障害"と密接に結びついている．この脳室拡大を確認するためには，受傷前の平常時脳画像と比較するのが正しい．そうは言っても，受傷前画像が入手できる例は稀である．そこで，受傷当日の CT スキャン脳画像を参照することが勧められる（益澤 1994 a，Bigler 1993，1994）．しかし，「受傷当日は急性脳腫脹のために脳室が圧迫され狭小化するので，それを基準に用いるのは間違い」，との異論もあるだろう．ことに幼児期から思春期（頭蓋骨内面に指圧痕が認められる時期）にかけては，もともと脳が頭蓋腔内で緊満しており脳室が生理的に狭小であるために，こうした印象を持たれやすい．第 3, 4 章では，そうした疑問に答えるために，症例に併せて同年代（10 代後半）の健常脳画像を呈示した．本章では，さらに一歩進めて，受傷前の脳画像が入手できた学問的にも貴重な例を呈示する．これにより，大きな血腫などが生じていない限り，受傷当日の脳画像は受傷前の脳室サイズの代用になることが理解できよう．

【受傷前からパーキンソン病だった例】
"脳外傷による高次脳機能障害"は軽度

症例 30：受傷時 68 歳女性

2 年前からパーキンソン病で治療中であった．家族の言によれば，軽度の歩行障害のみであり，家業の事務をこなしていたとのこと．事故は，横断中に車にはねられて後頭部を打撲．軽度意識障害が半日続いた．2 年後，本人の自覚症状は，頭がボーッとするぐらいであるが，家族から見ると，記憶力がやや低下し，いらいらしやすくなった．意欲が低下し，仕事の処理が遅くなった．手が振るえ字がしっかり書けない．両脚が振るえてゆっくりしか歩けない．担当医によれば，手指と右下肢の振戦は受傷前からあるが，軽度の物忘れ，感情易変が受傷後に加わっている．家族の訴えの大部分はパーキンソン病の自然増悪経過とも考えられたが，受傷当日の脳画像で，びまん性軸索損傷に特徴的な迂回槽出血（第 3 章）があり，3 ヵ月後には全般性脳室拡大も確認できた．したがって，パーキンソン病にびまん性軸索損傷が加わり，その後遺症である"脳外傷による高次脳機能障害"もあると判定される．

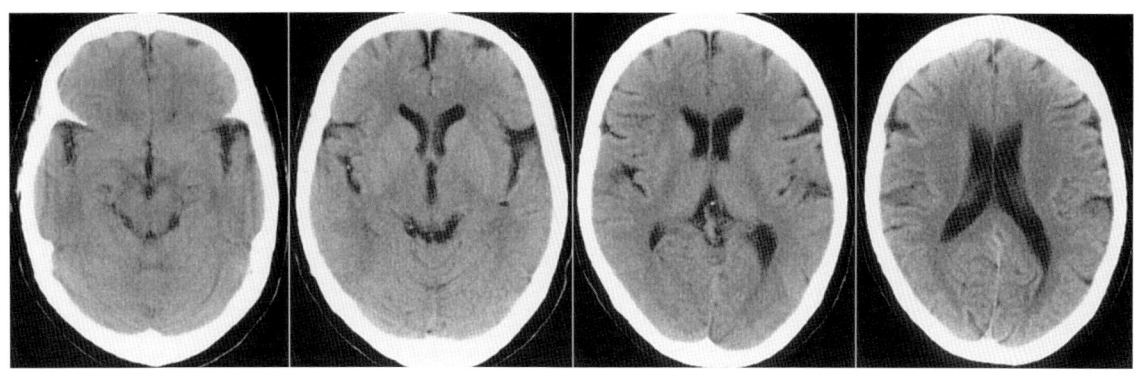

図 30 A　症例 30　受傷半年前

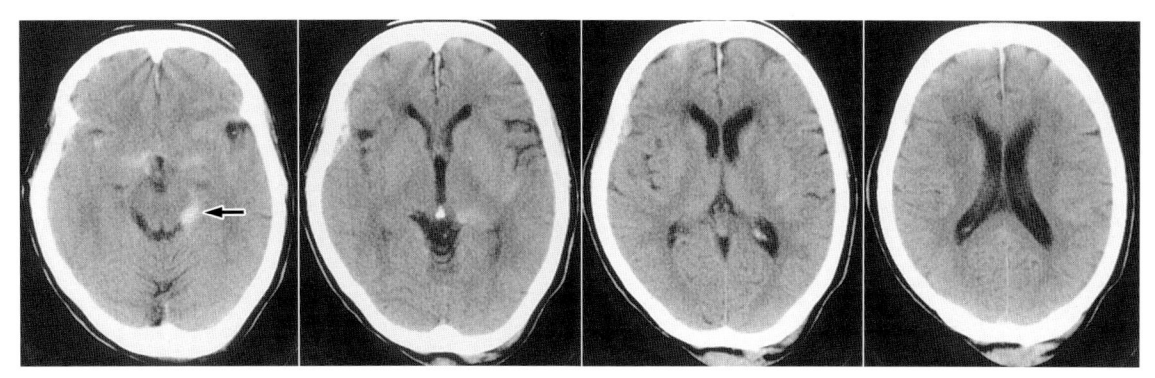

図 30 B　症例 30　受傷当日

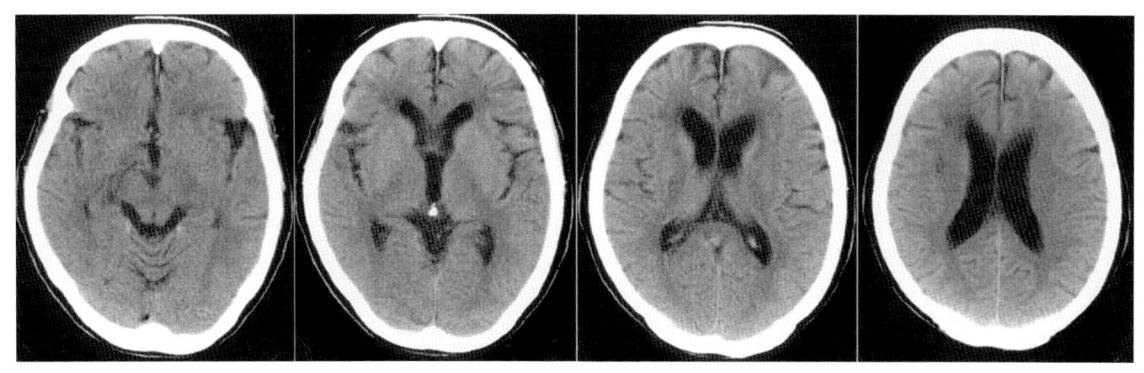

図 30 C　症例 30　3ヵ月後

本例では，外傷前の脳画像が存在する．それと比較すると，受傷日の脳画像ではびまん性軸索損傷の急性期所見が認められるが，脳室サイズなどは変化していない．つまり，受傷当日には，びまん性軸索損傷があっても脳腫脹や脳室狭小化は起こらないと言える．

●図 30 説明

　A：受傷半年前の CT スキャン．シルビウス裂や脳溝が両側大脳半球前半部で拡大傾向であるが，年齢相当とみる．

B：受傷当日のCTスキャン．後頭部正中に頭皮打撲創があり，迂回槽の左寄りに出血がある（←）．迂回槽出血はびまん性軸索損傷に特徴的な画像所見である（第3章）．鞍上槽に淡いクモ膜下出血が見られる．受傷前（A）と比べて第3脳室横幅に差がないところから，脳室サイズに変化がないと言える．側脳室サイズに見られるわずかな差はスライスレベルの微妙なズレによる．

C：3ヵ月後のCTスキャン．受傷前（A）や受傷日（B）と比べると，第3脳室・側脳室の拡大が明らかである．"脳外傷による高次脳機能障害"があってもおかしくはない．

【以前からの慢性進行性脳疾患に脳外傷が加わった例】
"脳外傷による高次脳機能障害"は重度

症例31：受傷時69歳男性

> 既往歴で，4年前に発語困難，記憶障害，右不全片麻痺でMR検査（図31A）を受け，"脳梗塞"と診断されていた．長谷川式改＝12点（30点満点）．その後も，発語と言語理解の両面で失語症を残し，物忘れ，理解力，判断力が低下していたが，右片麻痺はほとんどなく，食器洗いや湯沸かしなどの家事を手伝い，テレビを観る生活であった．
>
> 事故は，横断中に車にはねられ，JCS（日本昏睡尺度）で2桁の意識障害が数時間続いた．そのあとも1桁の意識障害が1週間認められた．治まっていた右片麻痺が悪化し，失調性ふらつきも加わり，半年後も介助歩行状態．尿便失禁があり，日夜おむつを使用．着衣，洗顔，摂食などのすべての日常生活動作に家人の指示や介助を要するようになった．記銘力は高度に低下し，気分は沈みがちであるが，ときに興奮することもある．
>
> つまり，以前からの"脳梗塞"由来の失語症を含む高次脳機能障害により家庭内自立ないし見守り程度の障害があったが，今回の脳外傷により日常生活全般にわたる援助が必要な要介護状態となった．
>
> 本例では，外傷前4年前と3年前の脳画像フィルムが存在する．これらと比較して，外傷当日のCTスキャンでは脳室サイズの狭小化は認められない．やはり，脳外傷当日には，脳腫脹や頭蓋内圧亢進は起こらず，脳室サイズは外傷直前と変わらないと言える．

● 図31 説明

A：受傷より4年前（64歳時）の頭部T1強調MR画像．脳内に梗塞痕は見当たらないが，左側頭葉の萎縮が見られる．すなわち，左シルビウス裂が開大し，側頭葉平面まで及んでいる．

B：受傷より3年前（65歳時）のCTスキャン．左側頭葉の萎縮と，左側脳室，ことに，下角の拡大が認められる．慢性進行性脳変性疾患が疑われる．

C：受傷当日のCTスキャン．左前頭葉の脳内出血と，半球間裂（→），脚間槽（⇒）のクモ膜下出血を認める．脳室は3年前（B）と較べてやや拡大傾向で，左側脳

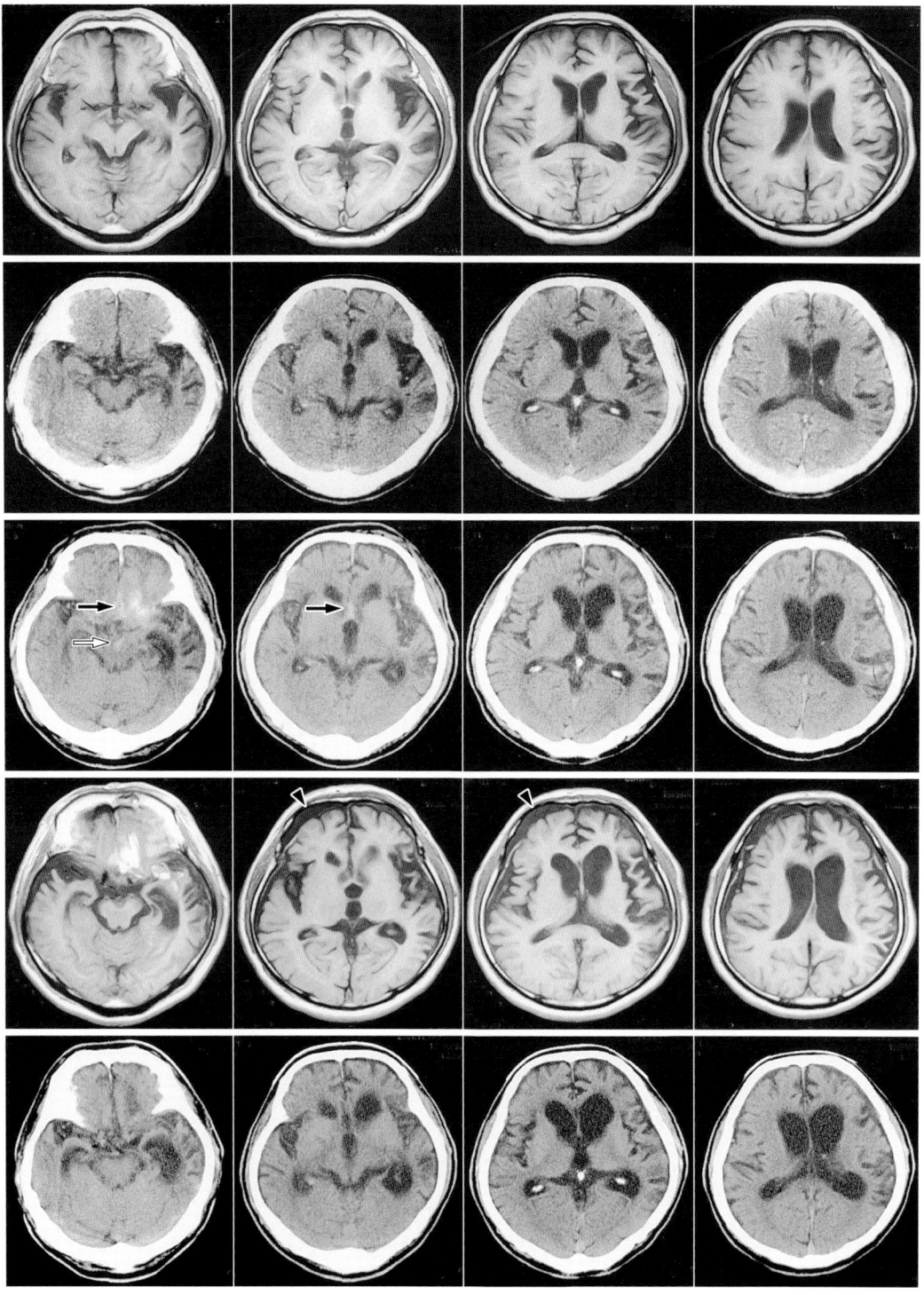

図31 症例31

A	受傷4年前
B	受傷3年前
C	受傷当日
D	1週間後
E	3ヵ月後

室の前角と下角の拡大が目立つ．すくなくとも外傷による脳室の狭小化は見られない．

D：1週間後のT1強調MR画像．左前頭葉内に高信号域の脳内出血が残存．左<右前頭部に脳外液貯留が薄く認められる（◄）．両側前頭底部の高信号帯は図31Aと同様に正常骨髄脂肪組織である．

E：3ヵ月後のCTスキャン．側脳室左下角や前角の拡大が著しいが，右側脳室もそれなりに拡大している．正中構造はむしろ左に軽度シフトしており，左大脳半球の脳萎縮を示している．脳外液貯留は消失した．3ヵ月間にこれだけの脳室拡大があったことは慢性進行性脳疾患では説明できず，脳外傷（局在性脳損傷とびまん性脳損傷）による脳室拡大と判定できる．

【前頭葉挫傷が目立つ例】
"脳外傷による高次脳機能障害"は中等度

症例32：受傷時74歳男性

> 道路から飛び出して車にはねられた．直後は軽度の意識障害があり，右耳出血と骨盤骨折が認められた．CTスキャンでは，クモ膜下出血と左前頭葉内出血が認められたが，保存的治療で，3週間後に軽快転院した．4年後，右半身の腱反射亢進が残っている．歩行時のふらつきが強く，不安定歩行であり，坂道や階段などで数回転倒している．物忘れがひどくなった．性格的にはいらいらすることもあるが，外傷前の威圧的な態度が消え，むしろ温和になった．反面，意欲や根気や周囲に対する関心が極端に低下している．

神経徴候としての痙性片麻痺と小脳失調を伴い，記憶力低下などの認知障害と

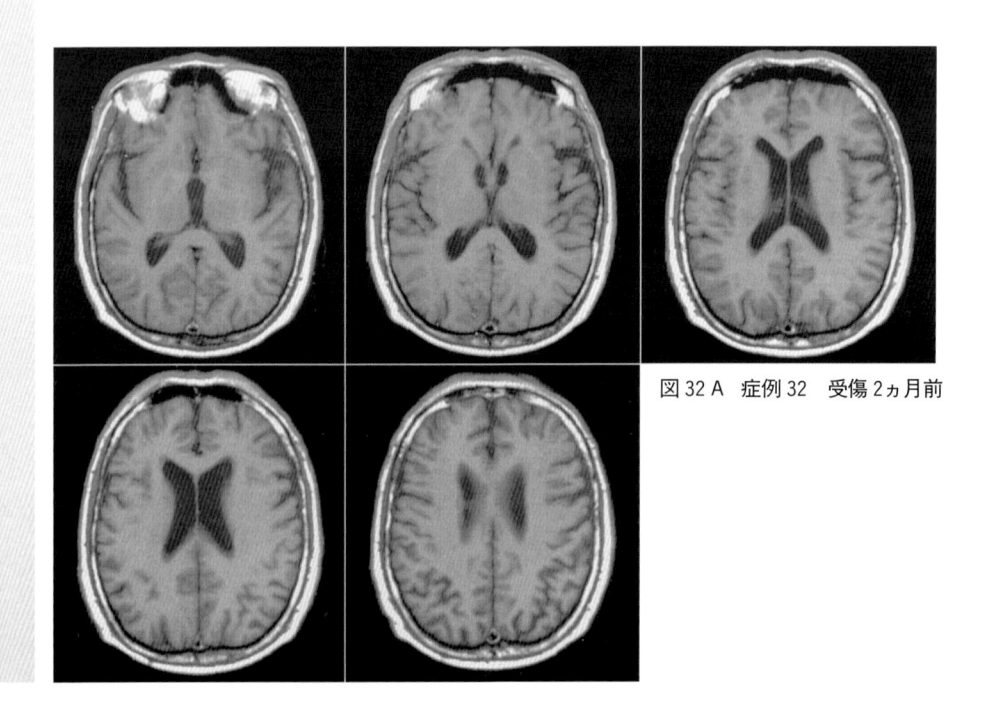

図32A　症例32　受傷2ヵ月前

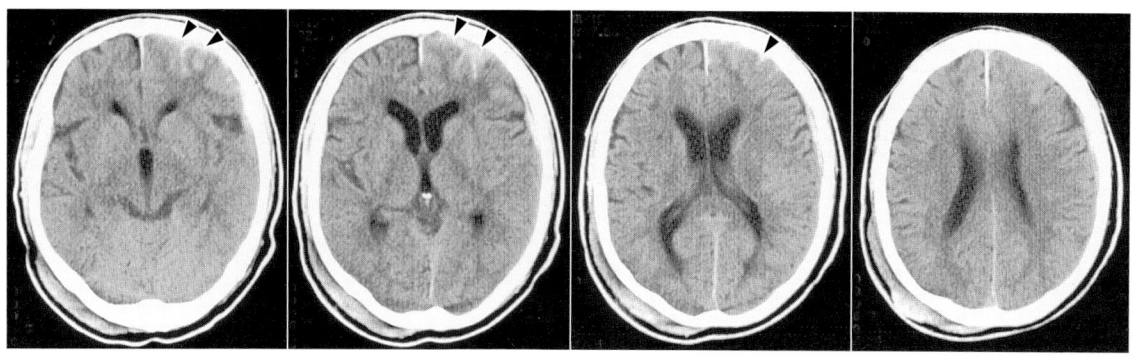

図32B 症例32 受傷当日

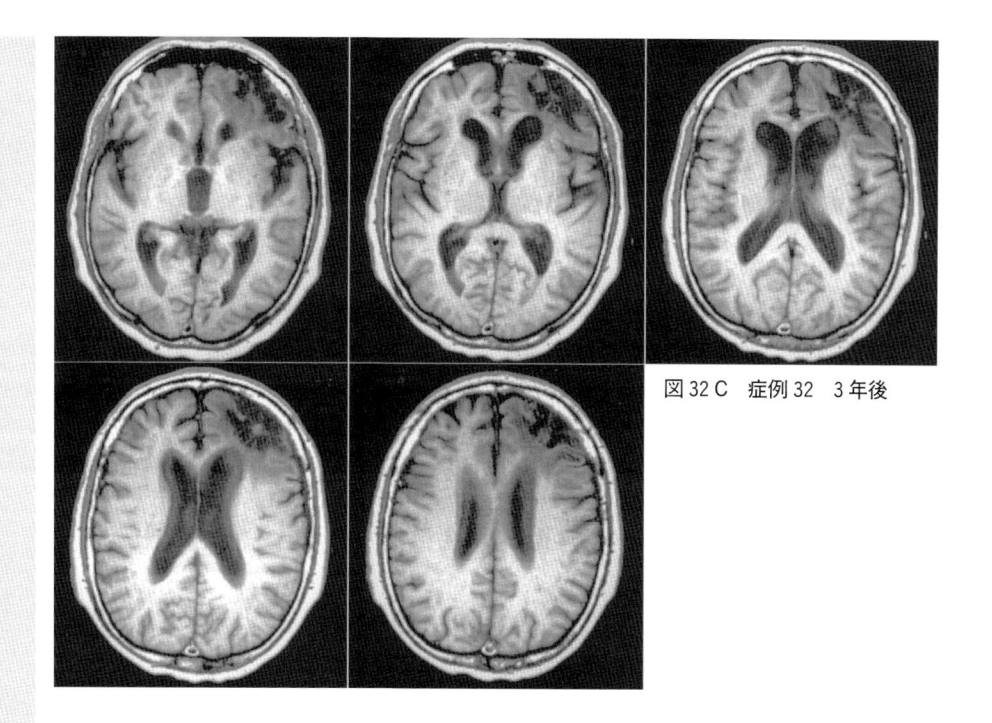

図32C 症例32 3年後

　自閉的な情動障害を併せ持つ，典型的な"脳外傷による高次脳機能障害"である．画像的には，左前頭葉脳挫傷が目立つが，びまん性軸索損傷の要素が大きい．なお，意識障害が急性期経過途中に増悪しなかったので，二次性びまん性脳損傷は否定される．
　受傷の2ヵ月前に，かかりつけ病院で頭部MRI検査を受けているが，受診理由などは調査できなかった．家族の証言では，物事にこだわり，威厳を持って人に接し，孫を叱っていたが，積極的に地域の世話人なども引き受けていた，とのことである．
　本例でも，受傷直後のCTスキャンは，受傷前の脳室サイズをそのまま反映している．

● 図32（前見開き頁）説明

　A：受傷2ヵ月前の頭部T1強調MR画像．年齢相応の脳萎縮・脳室拡大があるのみである．

　B：受傷当日のCTスキャン．右頭頂・後頭部に打撲による頭皮腫脹があり，左前頭葉に脳挫傷（反衝損傷）が見られる（▶）．左前頭葉は脳溝が消失し，脳は緊満しているが，まだ，脳室（左前角）の変形や正中構造のシフトは少ない．脳室サイズも受傷前（A）と較べてスライスレベルのずれはあるが，それほど変わっていない．

　C：3年後の頭部T1強調MR画像．左前頭葉の挫傷痕が大きく，左側脳室前角も拡大しているが，右側脳室と第3脳室もそれなりに拡大している．脳挫傷を伴った，びまん性軸索損傷を裏付ける所見である．左前頭葉脳挫傷の意義については第8章を

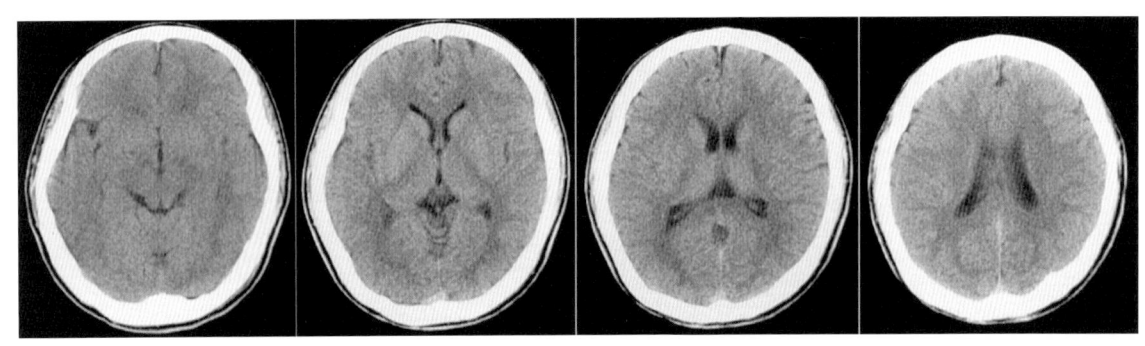

図33A　症例33　受傷1年前

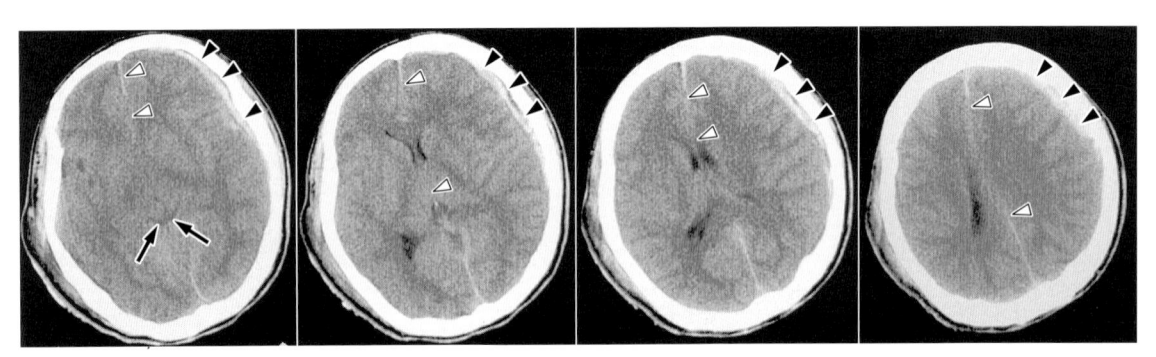

図33B　症例33　受傷当日

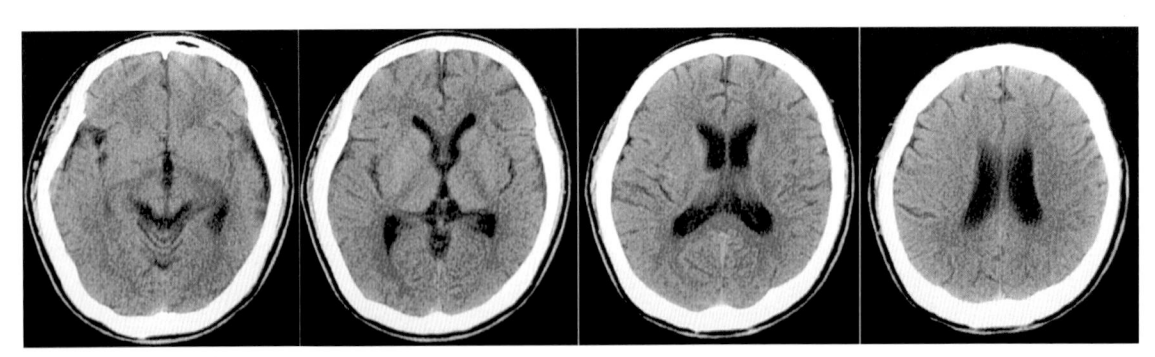

図33C　症例33　1年後

参照のこと．

【急性硬膜下血腫例】
"脳外傷による高次脳機能障害"は中等度

症例33：受傷時17歳男性

原付自転車走行中に車と衝突し，昏睡状態で搬入され，気管内に挿管された．CTスキャンで左側の急性硬膜下血腫が判明したが，保存的に治療された．血腫と同側である左上下肢の片麻痺を残すほか，歩行がふらついて不安定である．2年後，物忘れが強く，感情的にも不安定．リハビリを兼ねて犬の散歩をしている．

片麻痺と小脳失調を伴った典型的な"脳外傷による高次脳機能障害"である．左急性硬膜下血腫に由来しやすい失語症，右痙性片麻痺，外傷後てんかんは認められていない．慢性期画像では左側脳室下角の限局性拡大のほかに，脳室全般の拡大が認められる．左片麻痺は，画像所見の裏付けがないが，びまん性軸索損傷に伴いやすい神経徴候としての痙性片麻痺であろう．急性硬膜下血腫による天幕ヘルニアに由来するKernohan切痕（側方型天幕ヘルニアの際に，対側天幕縁が中脳に食い込む現象）から生じた可能性は薄い．

本例では，受診理由が不明であるが，受傷1年前のCTスキャンが存在する．これを基準として比較することで，受傷後慢性期の全般性脳室拡大が本物であることがわかる．

● 図33 説明

A：受傷1年前（16歳当時）のCTスキャン．正常所見であり，脳室サイズは若年者なみである（第3章図9 X，第4章図12 Xを参照）．

B：受傷日のCTスキャン．左に急性硬膜下血腫があり（▶），左大脳半球は腫大し，右方への正中構造偏位があり（▷），左右の側脳室，第3脳室は圧排・狭小化している．右側脳室体部〜三角部が残っているが，天幕ヘルニアを示すような拡大には至っていない．迂回槽がほとんど消失している（↗）が，これは急性脳腫脹を意味する．このように，大きな血腫や脳腫脹があれば脳室が狭小化するので，脳室サイズ比較参照基準としては使用できない．

C：1年後のCTスキャン（18歳）．左側脳室三角部の拡大と左側頭葉の萎縮は血腫（局在性脳損傷）が原因で生じたものである．受傷前（A）と比較することによって，脳室が全般的にかなり拡大し，脳溝も拡張していることが明らかである．これはびまん性軸索損傷と急性期の頭蓋内圧亢進による二次性びまん性脳損傷が残した変化である．

【受傷前の脳画像が入手できた場合の診断上のポイント】

"脳外傷による高次脳機能障害"と関連する脳外傷後の脳室拡大は，受傷者の慢性期の脳画像のみを見て推定することもできる（Blatter 1997）．ただし，同年代健常者の脳室サイズを拠り所にしての判定なので，軽度例は見逃されやすい（偽陰性になりやすい）．脳室サイズは加齢とともに拡大する（益澤 2003—図4（年齢別正常脳画像）を参照）が，同一年代でも個体差が大きいからである（益澤 2003—図5（第3脳室幅の年齢別分グラフ）を参照）．かと言って，受傷者の平常時（受傷以前）の脳画像を入手することはたいへん難しい．

そこで，受傷当日の脳画像で受傷後の脳室サイズを代用することが提唱された（益澤ら 1994，Biglerら 1994）．根拠は，びまん性軸索損傷では，小さな脳内出血などを伴っていても受傷当日には頭蓋内圧が亢進していないこと（Lee TT 1998）にある．さらに，少数例ではあるが，受傷前の脳画像が入手できた例での検討で，受傷前と受傷当日とでは脳室サイズに変わりはないことが報告されている（Bigler 1993, 1994）．

今回呈示した4症例では幸いなことに受傷前の脳画像が存在した．2症例では受傷当日に脳内出血や脳挫傷を伴っていたにもかかわらず，脳室サイズは狭小化していない．これらを含めた3症例では，受傷前と受傷当日の脳室サイズにほとんど変わりがないことが実証された．

残りの1例では，受傷当日に急性硬膜下血腫と脳腫脹があり，脳室が狭小化している．本例のように正中構造偏位が生じている例や迂回槽が消えかかっている例では，当然ながら脳室は狭小化する．こうした例では，受傷日の脳画像は慢性期の脳室拡大を検証するための基準には適さないので，当該年齢層の正常人脳画像を参照するほかないのが通例である．本例のように受傷前・平常時の脳画像が入手できれば，それとの比較で慢性期の脳室拡大を正しく判定できる（Bigler 1992, Gale 1995）が，こうした例は稀である．

本例は別の意味でも重要である．急性硬膜下血腫がびまん性軸索損傷を伴いやすいこと（Sahuguillo-Barris 1988）を示している．

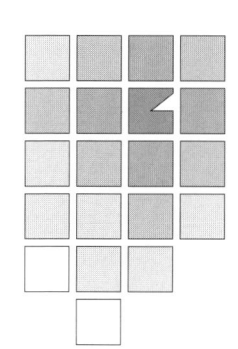

第 11 章
老年認知症（痴呆）（内因性認知症性疾患）と区別がつくのか

　高齢者でも交通事故に遭えば"脳外傷による高次脳機能障害"が起こり，脳に広範な器質的変化が残ることは本書でもたびたび実例紹介している．しかしながら，脳外傷がない，あるいは，軽微な頭部外傷にもかかわらず，受傷直後からせん妄（譫妄）や痴呆症状が出現し，ついには重度の認知症（痴呆）や寝たきりにおちいってしまう例がある．臨床像は，認知症による高次脳機能障害である．外傷前に脳の老化や認知症が始まっていた例が多いが，それでも，日常生活は家族の助けで何とかこなしている．家族の申立てでは，「受傷直前まではほぼ"正常"に暮らしていた」とされやすい．交通事故の場合は，医学的・科学的な因果関係だけではなく，社会的・法律的な相当因果関係が扱われるからであろう．こうした例の臨床症状や脳画像所見にはどのような特徴があるのか．それらは，"脳外傷による高次脳機能障害"と鑑別できるのか．以下の症例を参考に汲み取ってほしい．

【下肢外傷をきっかけに老年認知症（痴呆）が進行した例】

症例 34：受傷時 78 歳女性

　事故前から，老年痴呆（老年期痴呆）として近医で診察を受けていたことは確かである．しかし，家族の言によれば，痴呆症状はなく，家業の青果物の仕入れにタクシーを使って一人で出かけていた，とのことである．事故は，歩行中に右折車に巻き込まれ，右膝の靭帯を損傷したが，頭部外傷はなかった．右膝の痛みと開放創があり，歩行不能のために入院となった．入院翌日から，せん妄などの痴呆症状が出現した．家族が自宅引き取りをためらっているうちに，痴呆が進行した．49 日後に退院したが，自宅では尿便失禁，多動，徘徊，失見当識があり，要介護 4 の認定を受けた．担当医は，膝外傷による動作制限や入院による日常生活の喪失体験が引き金となって悪化した内因性痴呆と診断したが，家族は交通事故が原因で悪化したと主張した．
　本例では外傷前の脳画像が存在する．それと，受傷日と受傷後 10 日目の脳画像相互間にはまったく変化がみられない．頭部に外傷を受けてないので，当然といえば当然である．老年認知症（痴呆）の自然進行過程であり，交通事故による入院が加速させたものと思われる．慢性期の脳画像は撮像されていないが，ここまでの経過からは"脳外傷による高次脳機能障害"を示唆する所見はない．

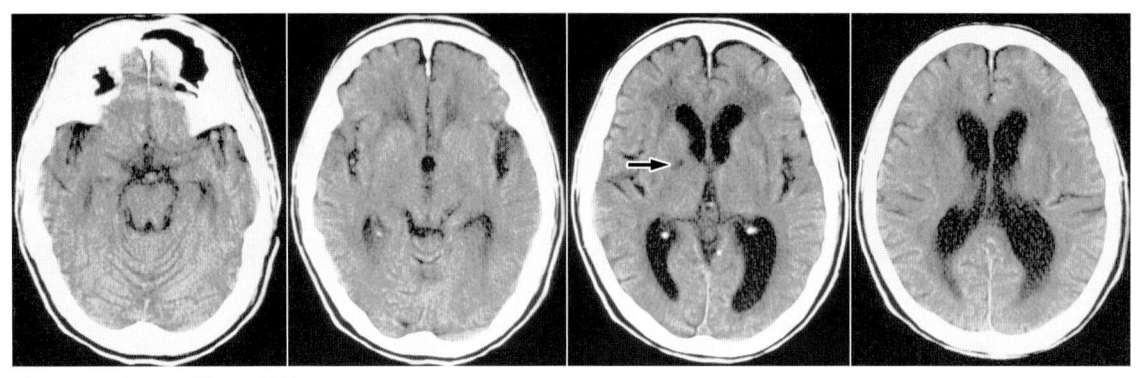

図34A　症例34　受傷1ヵ月前

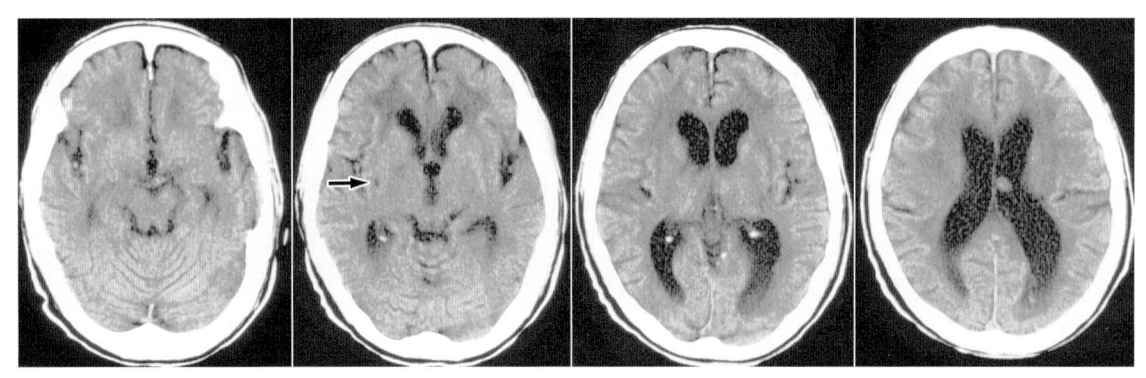

図34B　症例34　受傷当日

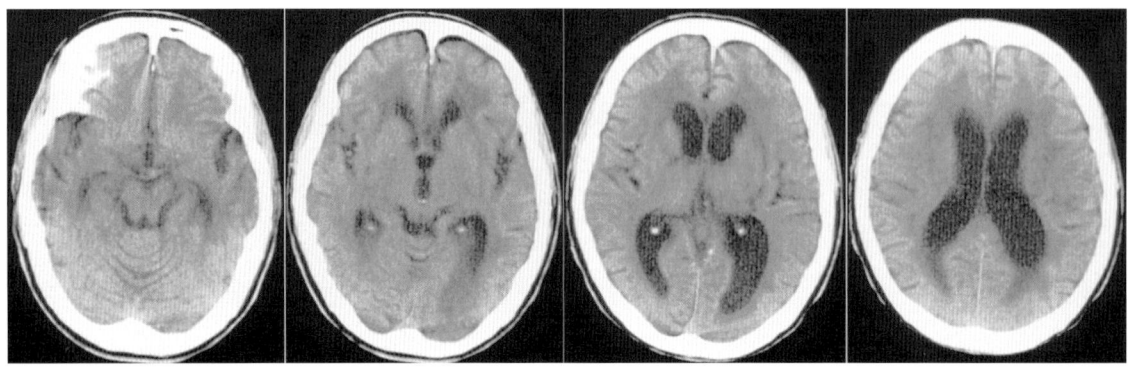

図34C　症例34　10日後

● 図34 説明

　A：受傷1ヵ月前のCTスキャン．脳萎縮や脳室拡大は目立たない．海馬の萎縮もそれほどではないが，左側脳室下角に軽度の拡大をみる．側脳室前角周囲に低吸収域があり，左右の外包にのびている．右内包膝にラクナ梗塞を認める（→）．

　B：受傷当日のCTスキャン．受傷前とほぼ不変であり，頭皮打撲所見を認めない．右基底核後部にラクナをみる（→）．

　C：受傷10日目のCTスキャン．前2者とほぼ不変．右内包膝にラクナをみる．ここまでに脳外傷所見はみられない．

陳旧性ラクナ梗塞像と軽度の脳室周囲低吸収域がみられるが，血管性認知症（痴呆）とはいえない．アルツハイマー型老年認知症（痴呆）が考えやすい．右基底核後部のラクナが出没するのはスライス位置のずれによるものであろう．

【前頭側頭型認知症（痴呆）が疑われる例】

症例 35：受傷時 70 歳女性

65歳時に物忘れが出現し，長谷川式改＝11点（30点満点）で，老年痴呆と診断された．医師によれば，次第に作話などの日常生活上の支障が出てきたが，家族によれば，事故以前には，店番を手伝い，テレビを鑑賞し，日常生活にはまったく支障がなかった，とのことである．ただし，日付がわからず，ときに尿失禁があり，他人と会話が通じにくく，言語理解に乏しく，夫が散歩や車での外出に際して一緒に連れ歩いていたようである．

事故は夫の車に同乗中，他車と出会い頭に衝突した．脳振盪はない．右上下肢骨折と肝破裂をきたした．入院し，輸血・直達牽引などの保存的治療で安定した．頭部外傷は病名に記載されてないが，当日のCTスキャン（図35 B）で前頭部に打撲痕が認められる．受傷2週間後に診察した医師は，自発的な行動・言語がほとんどみられず，重度のアルツハイマー病であり，脳外傷の影響はほとんど見られない，と診断した．半年後，寝たきりで，家族の顔がどうにかわ

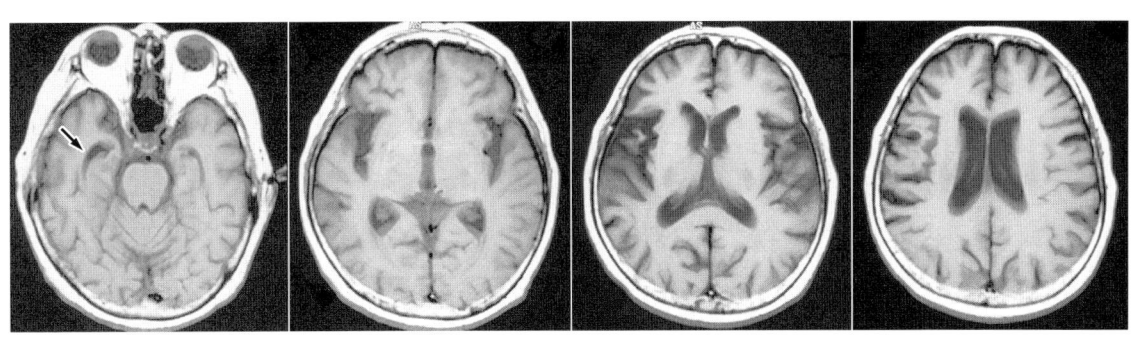

図35 A　症例35　受傷5年前

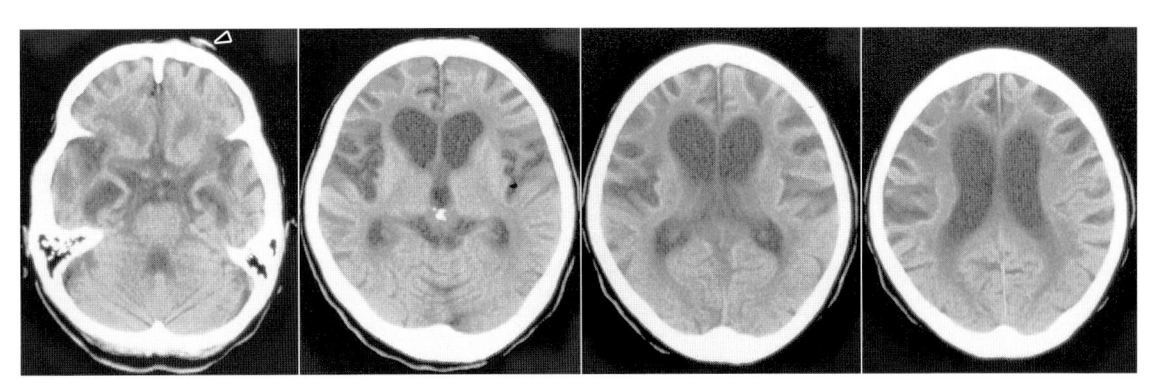

図35 B　症例35　受傷当日

かる程度で，日常生活は全介護状態であった．

本例は，受傷時の脳画像が示すように，重度の脳萎縮を伴う認知症（痴呆）でありながら，家族のサポートにより日常生活をなんとかこなしていた状態であったと推測される．それが，事故入院をきっかけにして，痴呆症状が進行し，寝たきりとなった症例である．受傷日以降の脳画像は得られてないが，頭部外傷による脳外傷は否定的である．入院前後に呼吸循環障害が発生しなかったことから，二次性びまん性脳損傷も否定される．やはり，老年認知症（痴呆）の自然経過ではあるが，下肢骨折などで入院を余儀なくされた結果の認知症（痴呆）の進行であろう．本例はまた，外傷前の5年間で急速に脳萎縮・脳室拡大が進行した病態をまざまざと見せてくれる症例である．この画像所見からは，家族の言うような，事故直前の日常生活にはまったく支障がなかったとは考えにくい．

●図35（前頁参照）説明

A：受傷5年前（65歳時）のT1強調MRI画像．脳萎縮・脳室拡大は目立たないが，右側脳室下角（↘）が拡大傾向である．右シルビウス裂も拡大し，右側頭葉の萎縮をうかがわせる．

B：受傷当日のCTスキャン．左前頭部に頭皮打撲創がある（▲）．全脳室，ことに，側脳室前角と下角の拡大が著しい．前頭側頭葉の脳溝の拡大も目立つ．内因性認知症のひとつである前頭側頭型認知症（痴呆）の診断に見合う所見である．

本例では外傷以降の脳画像がないが，脳萎縮プロセスが同じように進行したものと推定される．

【進行性核上性麻痺が疑われる例】

症例36：受傷時67歳男性

59歳時より手の振るえ，歩行時のふらつきがあり，脳外科で水頭症が疑われた．62歳時には神経内科を受診し，眼球運動制限と四肢の失調が認められ，66歳時には動作緩慢，尿失禁，物忘れ，小歩症，姿勢反射障害が加わった．ただし，家族は，トイレ，入浴，着替え，会話，歩行に何ら障害はなかった，と主張している．

事故は，自転車で原付自転車と出会い頭に衝突し，頭部に軽微な（担当医記載によれば）挫裂創を受け，3針縫合された．受傷後6時間ほどは，呼びかけで開眼する程度であった．入院中に歩行障害と痴呆が進行し，近時記憶障害，保続，易怒性が出現したため，2週間後に老健施設に転所した．1年後，日常生活すべてに介助を要し，歩行器歩行状態である．

本例は，老年認知症（痴呆）を示す疾患群の中でも，進行性核上性麻痺を疑わせる臨床経過である．これは，眼球運動障害，失調性歩行，パーキンソン症候群，痴呆症状が出現する疾患である．脳画像所見では，外傷前から脳萎縮が目立つほか，脳幹が萎縮し，ことに脳橋被蓋がやや菲薄化しており，進行性核上

性麻痺の診断と一致する．脳外傷にともなう急性期出血所見や，その後の脳室拡大の進行は認められない．本例は進行する認知症（痴呆）性疾患の自然経過を見ているに過ぎないと言うこともできようが，入院が症状悪化のモーメントになったことも否定はできない．ただし，"脳外傷による高次脳機能障害"ではない．

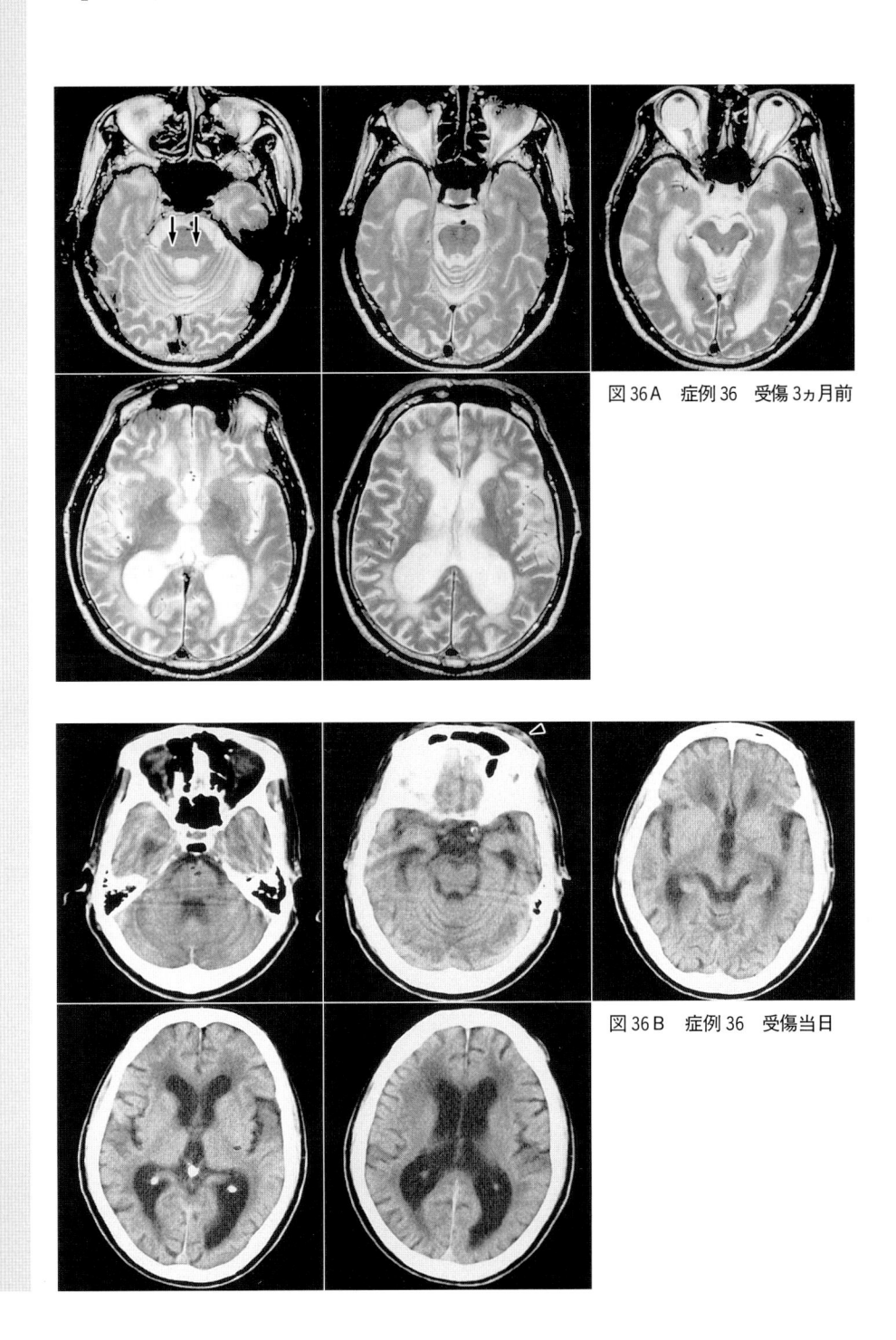

図36A　症例36　受傷3ヵ月前

図36B　症例36　受傷当日

図36C　症例36　2年後

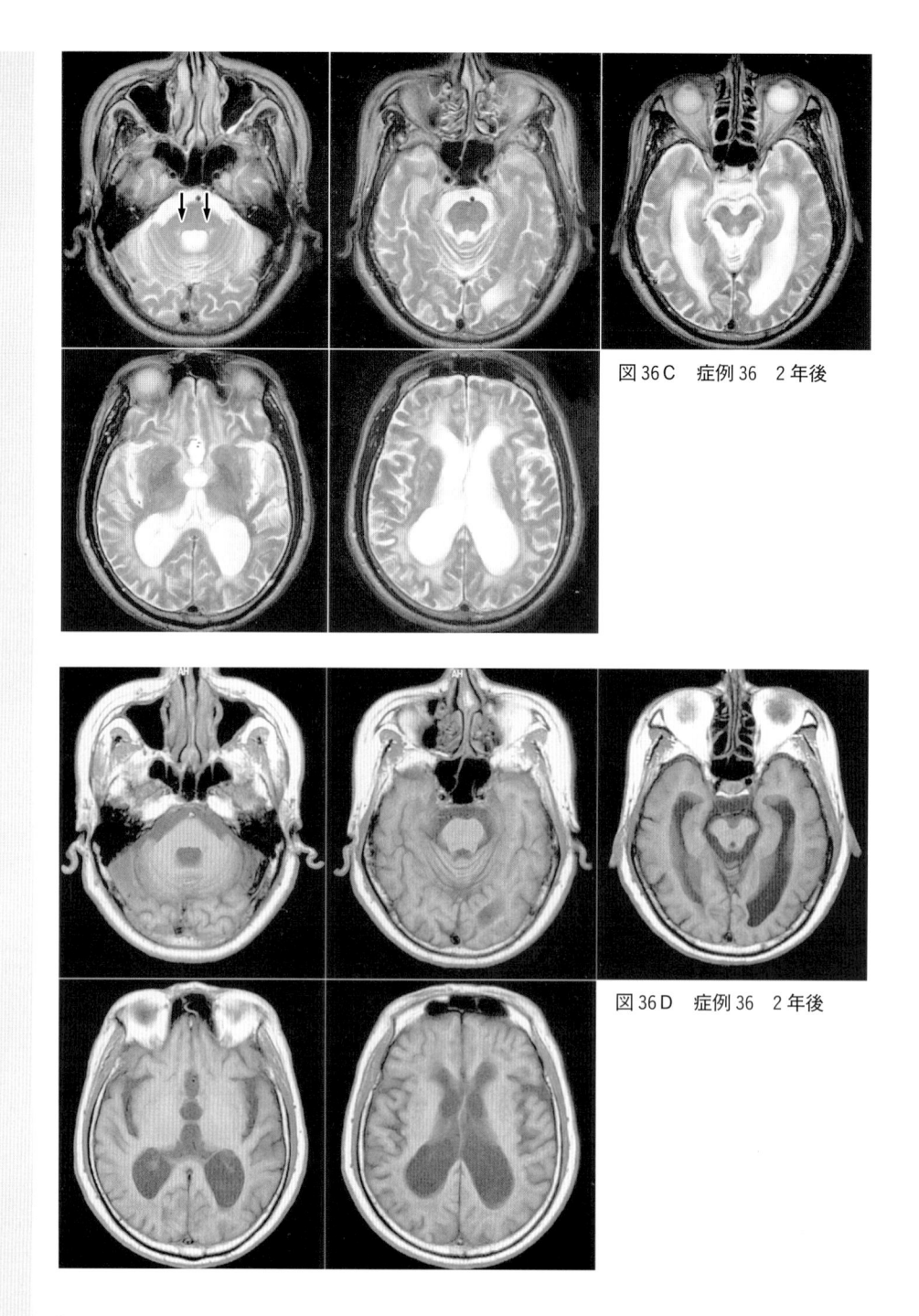

図36D　症例36　2年後

● 図36 説明

　A：受傷3ヵ月前の頭部T2強調MR画像．全脳室が拡大し，脳室周囲に高信号域が拡がっている．脳室拡大は，側脳室前角よりも側脳室後半，第3脳室，第4脳室に目立つ．中脳から脳橋にかけての被蓋がやや菲薄化している（↓）．呈示していないが，別スライスで小脳萎縮はみられない．内因性認知症（痴呆）のなかでは，進行性核上性麻痺を疑わせる所見である．

B：受傷当日のCTスキャン．左前額部に頭皮打撲創（▸）がある．呈示したスライスにはないが，左頭頂部にも頭皮打撲創がある．脳橋底と左基底核のラクナ様陰影はフィルム上のアーチファクトであり，脳所見は受傷前と変わらない．

C：2年後のT2強調MR画像．脳所見は受傷前と同様である．脳橋被蓋の菲薄化も同様である（↓）．

D：2年後のT1強調MR画像．受傷前後のT2強調画像と同様である．

本例では，頭部打撲創はあるものの，受傷前後で脳画像所見に変化が認められない．"脳外傷による高次脳機能障害"を否定する所見である．

【老年認知症（痴呆）が主体であるが，"脳外傷による高次脳機能障害"も否定できない例】

症例37：受傷時78歳男性

事故前は独り暮らしをしており，買い物・家事をこなしていた．ただし，物忘れがあり，メモを取るようにしていた．半年前に"多発性脳梗塞"で数日入院したが，痴呆症状はなかった，とのことである．

事故は，自転車走行中，車と出会い頭衝突し，四肢打撲と右腓骨骨折を受けた．入院時，外傷の記憶がなく，刺激なしで開眼しているもやや不穏状態であったが，翌日には意識清明となった．しかし，やがてせん妄をきたし，幻覚，徘徊，などが次第に増悪し，1ヵ月後に，老人痴呆病棟に移った．この時点での長谷川式改検査成績は5点以下（30点満点）であった．せん妄は消失したが，記憶・記銘力低下が強く，2年後には，尿便失禁状態であり，徘徊し，家族の顔もわからない状態であった．担当医は，外傷そのものよりも入院がきっかけになった痴呆と診断した．

次第に増悪するせん妄から痴呆になり，進行して2年以内に重度となった経過は"脳外傷による高次脳機能障害"の経過ではない．"脳外傷による高次脳機能障害"症状は経過とともにむしろ軽減傾向をみせるものである．しかし，軽度ながらも脳外傷がある．脳振盪あるいは外傷後健忘症をきたす程度の頭部外傷である．受傷後23日目までの脳画像で，脳外傷急性期所見はみられないが，脳室拡大の始まりは否定しきれない．交通事故被害者を救済する立場からは，発症には"脳外傷による高次脳機能障害"の関与も否定できないところである．ただし，その後の進行は，潜在的な老年認知症（痴呆）が顕在化・進行したとみるべきであろう．

●図37（次頁参照）説明

A：受傷半年前のCTスキャン．年齢的にほぼ正常脳であるが，両側脳室下角がやや拡大している．

B：受傷日のCTスキャン．頭部が傾いている．頭皮打撲創は見当たらない．受傷前（A）と較べて，第3脳室横幅がわずかに拡大しているかに見えるが，側脳室には有意差がない．スライスレベルやスライス角度が微妙に異なっている．

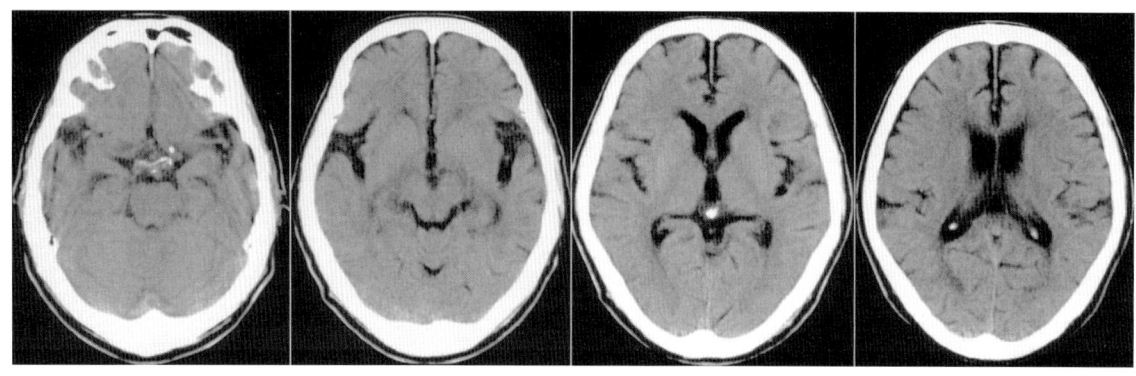

図37A　症例37　受傷半年前

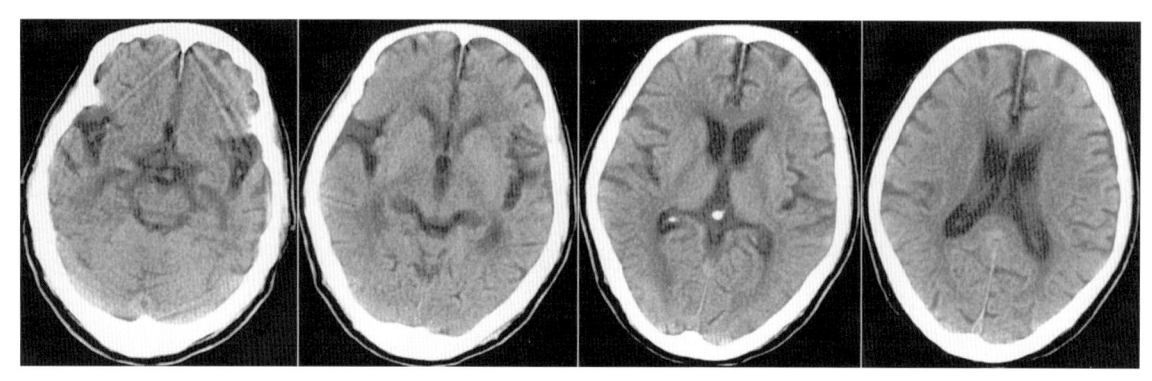

図37B　症例37　受傷当日

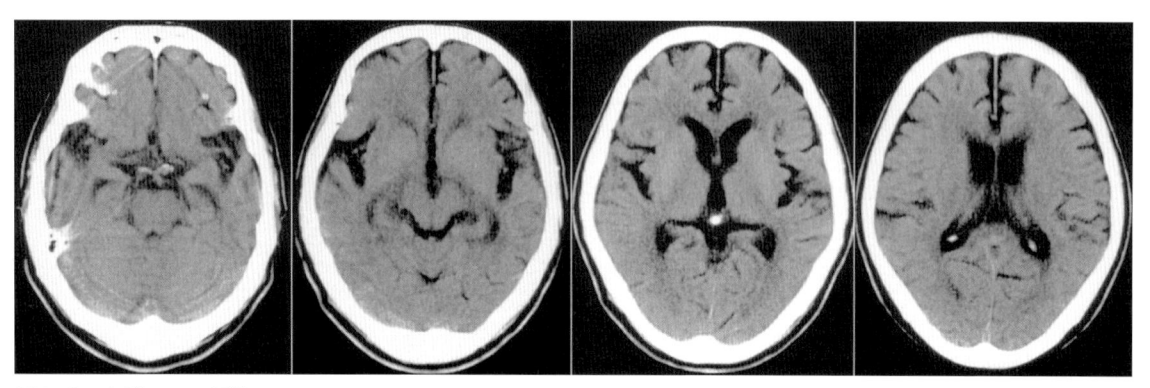

図37C　症例37　23日後

C：受傷23日目のCTスキャン．受傷前（A）と較べて側脳室前角がわずかに拡大し，脳溝もやや開大している．

【老年認知症（痴呆）を鑑別するポイント】

某超高齢スキーヤーの夫人（92歳前後）が，足の捻挫をきっかけに痴呆症となり，やがて寝たきりとなって死亡した．その後，その寡夫スキーヤーは転倒して鎖骨・肋

骨骨折を起こしたが,「人間,歩かなくなったら呆けて死ぬ」との信念から,痛みをこらえてリハビリ運動に打ち込んでいる.これは平成16年9月のNHK放映番組の一節である.高齢者は,内臓疾患で入院しても,安静臥症を続けると呆けてしまうことがあるのはよく知られている.

今回呈示した4例中3例は下肢の骨折あるいは靱帯損傷であり,1例には頭部外傷が無かった.2例には比較的軽微な頭部外傷があった.**症例37**は脳振盪程度の外傷があり後遺症への外傷の部分的な関わりは否定できなかった.いずれも,脳機能低下をきたすような循環性ショック・脂肪塞栓・低酸素血症は記載されていないし,脳腫脹も発生しなかったので,二次性びまん性脳損傷は否定される.4例とも入院し,3例は下肢の牽引や固定を受けており,行動が制限されていた.

臨床的には,早期にせん妄が始まり,次第に記憶障害・尿便失禁をともなう痴呆状態におちいっている.高次脳機能障害とそれに付随する神経徴候の中味も"脳外傷による高次脳機能障害"とはニュアンスが異なっている.さらに言えば,年月の経過とともに進行性に増悪している.この時間的経過こそが内因性の認知症(痴呆)が"脳外傷による高次脳機能障害"と異なる重要な鑑別点である."脳外傷による高次脳機能障害"では臨床症状は歳月とともに改善傾向を示す.つまり,受傷直後の意識障害から抜け出すと,"脳外傷による高次脳機能障害"が見られるが,これも薄紙を剝ぐように改善していくのが原則である.ただし,高齢者では,もともとの生理的な脳萎縮のために脳予備能が減っており,若者のような目立った回復は望めないのも事実である(Peerless 1967).それから,高齢者では慢性硬膜下血腫が数ヵ月後に増大することによって症状増悪することもある.

脳画像所見にも大きな特徴がある."脳外傷による高次脳機能障害"では,急性期に,びまん性軸索損傷に特徴的な組織断裂出血など(第3章〜第7章)が起こりやすい.そして全般性脳室拡大が早ければ1〜3週間で始まり,3ヵ月ぐらいで完成する.それに対して,内因性認知症(痴呆)では,事故直前から,受傷日,受傷後の画像に変化がないのが特徴である.ことに,数週間〜数ヵ月以内の短期間では脳室拡大が起こらないことが原則である.呈示した4症例では,脳室拡大の比較参照に使える事故前の脳画像フィルムが存在するが,受傷後で亜急性期以降の脳画像が必ずしも得られているわけではない.それでも,**症例37**を除き,脳外傷による器質的脳損傷は発生していないと診断される.

では,なぜ,外傷を契機にして痴呆症状が比較的急速に悪化したのか.ここに老眼説がある.50歳前後の老眼が進行する年代では,事故や病気をキッカケに急速に老眼が進行した,あるいは,始まったと本人が感じることがある.だが,実際には老眼は時間とともに着実に進行しているのである.しかし,この老眼説にも無理がある.入院当初から夜間せん妄が始まっており,症状の急激な増悪は否定できないところである.やはり,家族と暮らす家庭生活環境からの突然の離脱や,入院・骨折などによる歩行などの日常生活行動の制限が急激な喪失体験となって,潜在的あるいは軽度認知症(痴呆)の症状発現・進行を促したと見るほうがよさそうである.つまり,器質的脳損傷としての病理学的因果関係は認められないが,本人に脆弱性のあることを前提に精神的損傷が加味されて起こったとみることができる.実務的には,1〜3割程度の因果関係が認められるべきであろうか.

なお，頭部外傷の既往はアルツハイマー病の危険因子であるとの説もあるが，決着はついていない．最近のヨーロッパからの大規模な疫学的研究では否定されている（梅田 2004）．いずれにせよ，外傷後数年以内の発症とは無関係である．

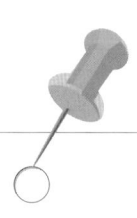

> コラム
>
> ## 一酸化炭素（CO）中毒
>
> 　1963 年の三井三池炭坑の爆発事故では多くの炭坑員が犠牲になったが，生存者も長い間，一酸化炭素中毒（CO 中毒）に苦しめられている．1999 年に城ヶ崎病院の三村博士によって 33 年目の追跡調査結果が報告された．長期入院患者を除いた 156 名の臨床症状は記銘力障害などの知的障害，易怒爆発などの性格変化，錐体路症状，錐体外路症状，失調などと記載されている．これはボクサー脳の臨床症状を彷彿とさせるものである．慢性期の脳 MR 画像も呈示された．従来，CO 中毒では大脳基底核の変化が強調されていたが，近年，脳室周囲に拡がる白室変化が後遺症と関連するとして注目されている．やはりこれは外傷性ではないが，びまん性脳損傷・びまん性白質損傷だろうと，著者は考えた．そこで，あつかましくも三村博士に連絡を取り，代表例の元画像を見せて頂いた．やはりそうであった．重症例では脳萎縮もあるが脳室拡大が重度であった．非外傷性であっても脳全体をびまん性に損傷する機序（CO 中毒，低酸素脳症，蘇生後脳症，低血糖性昏睡など）では，外傷性のびまん性軸索損傷と同様に，昏睡から回復したあとに特徴的な認知障害と情動障害・性格変化，痙性片麻痺，小脳失調，それに錐体外路徴候が起こると考えてよい．ただし，びまん性軸索損傷と違い，軸索よりも髄鞘の損傷が先行するようである（Gorman 2001）．

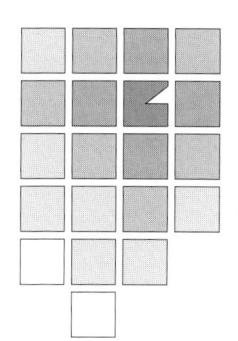

第12章
"脳外傷後の高次脳機能障害"を否定する
——やはり脳画像所見が決め手

"脳外傷による高次脳機能障害"の診断は臨床症状が最優先である．しかしながら，臨床症状は二重の意味で誤診を招きやすい．ひとつは，これまでにたびたび触れてきたように，見落とされやすい．軽度〜中等度の高次脳機能障害は，日常生活を共にする家族・介護者が気付いても，診察室では見過ごされやすいのである．もうひとつは，これの裏返しである偽陽性である．高次脳機能障害のない正常例を"脳外傷による高次脳機能障害"と誤診するリスクである．本章は後者の例に焦点を当てる．

【脳表の小さな脳挫傷例】
"脳外傷による高次脳機能障害"は否定

症例38：受傷時11歳女児

> 横断歩道で車にはねられた．救急車で搬入されたときに嘔吐．入院後，CTスキャンで脳挫傷と診断された．脳振盪は数分以内であったが，外傷後健忘症が6日間認められた．1年後（12歳時）の診察時，とくだんの神経・精神症状は認められなかった．中学受験を目指し学業も普通で，友人も以前と変わらず多く，家族から見ても変わりはないとのこと．脳波検査で，当初，両側頭部に小さな棘波（疑い）を認めたが，その後は正常化し，4年後（中学3年）も正常脳波であった．日常生活も変わりなし．

●図38（次見開き頁参照）説明

A：受傷当日のCTスキャン．左頭頂部頭皮に打撲創を見る（↘）．右側頭葉表面に小出血（反衝損傷）が始まっているが，明瞭ではない．迂回槽（↗ ↖）は狭いながらも開存しているところから，脳腫脹は否定される．側脳室右前角が狭小化しているように見えるが，この非対称性は3年後（D）も不変であり，外傷とは無関係である．

B：翌日のCTスキャン．左頭頂部頭皮に打撲創を見る（↘）．右側頭葉表面の小出血（脳挫傷）が明らかとなった（↘）．脳室サイズは不変．

C：1週間後のCTスキャン．右側頭葉表面に脳挫傷がある（↘）．脳室サイズは当初に較べてやや拡大傾向である．この時期はびまん性軸索損傷による脳室拡大の出現には早すぎる．むしろ，受傷当日（A）から翌日（B）にかけては，小児に特有な良性脳腫脹（Bruceら1981）が軽度にあったと見るべきであろう．

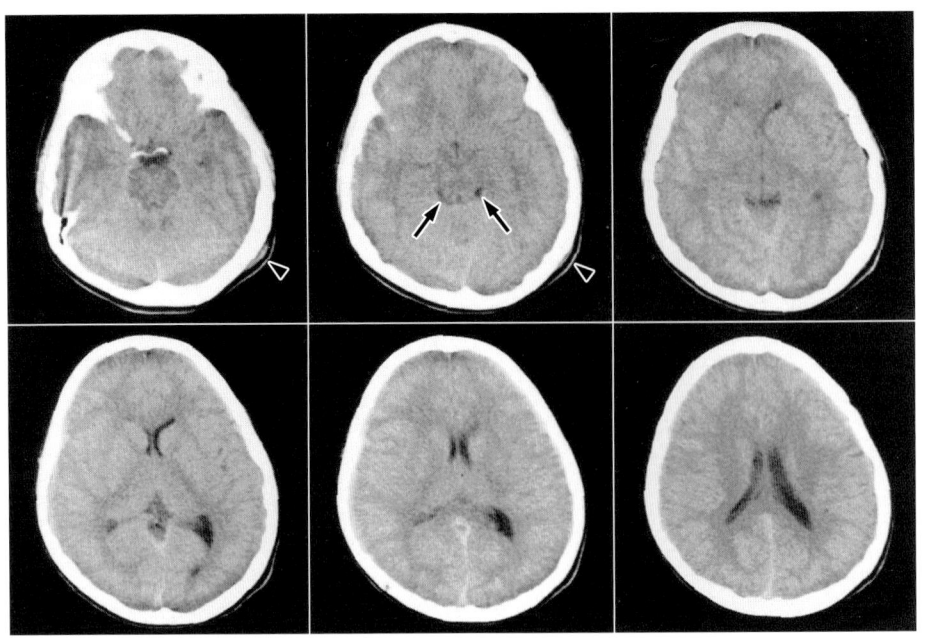

図38 A　症例38　受傷当日

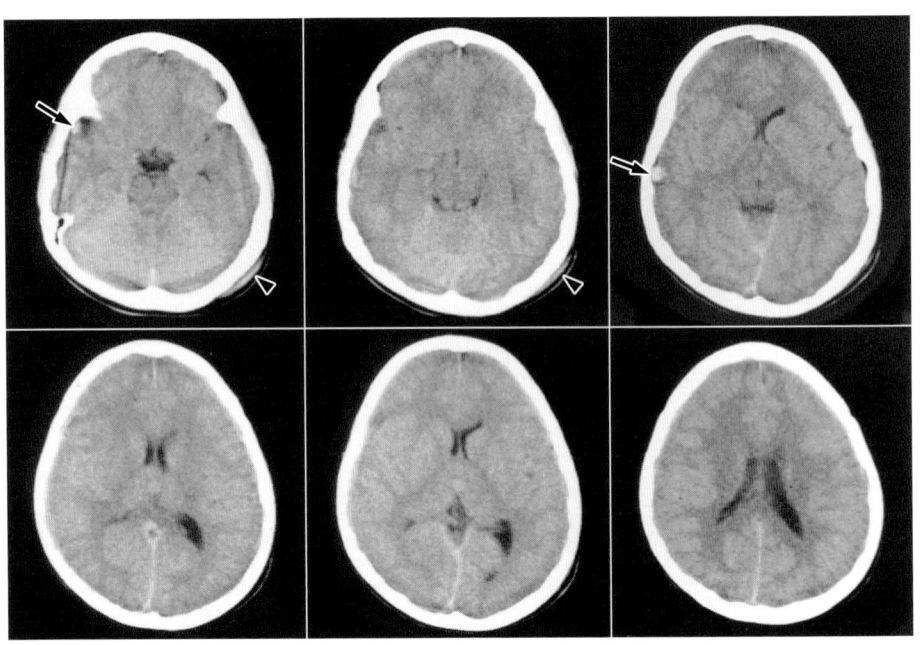

図38 B　症例38　受傷翌日

　D：3年後のT1強調MR画像．右側頭葉表面に脳挫傷痕が残っている（→）．脳室サイズは受傷1週間後と変わらない．
　こうした画像の推移から，また，臨床症状からも，"脳外傷による高次脳機能障害"は否定される．右側頭葉表面に脳挫傷が残っているが，これは"脳外傷による高次脳機能障害"を引き起こすものではない（益澤ら1994）し，また，本例では古典的高次

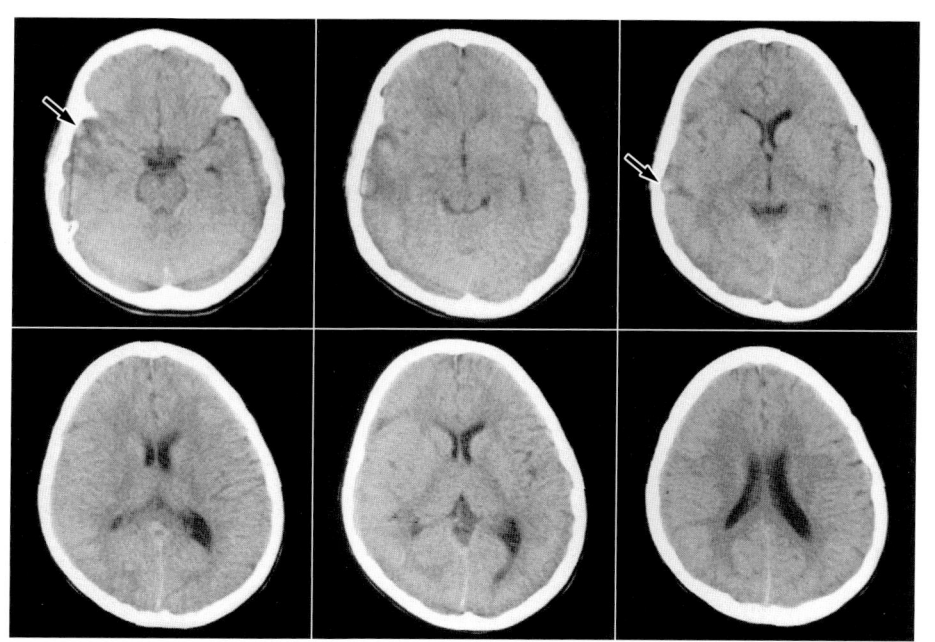

図 38 C　症例 38　1 週間後

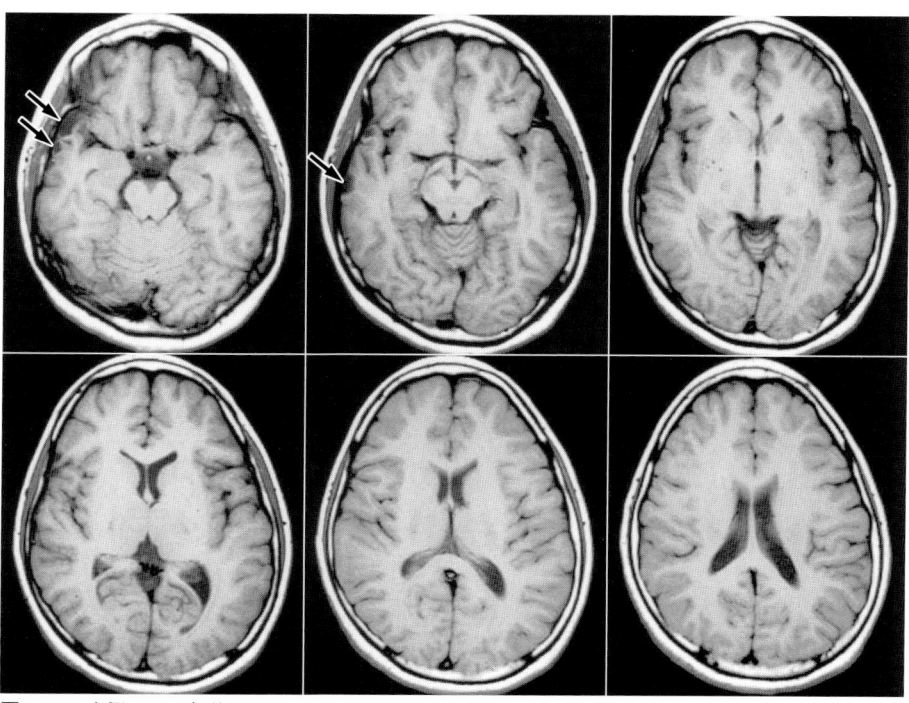

図 38 D　症例 38　3 年後

脳機能障害も発現していない．（脳神経外科 22：727 頁，1994 より医学書院の許諾を得て複写引用）

【頸椎捻挫例】
"脳外傷による高次脳機能障害"は否定

症例39：受傷時17歳男性

オートバイ走行中に右折車と衝突し、頭部外傷・頸椎捻挫として入院12日間。初期意識低下は確認されなかった。

1年後（18歳時），受傷者の父親は多肢選択アンケートにたいして，最近の出来事を忘れがち，二桁の加算ができない，わずかなことで興奮し，乱暴することがある，文字を忘れることがある，を選択し，めまい・ふらつきは選択しなかった．医師も，集中力がない，と診断した．これらは，"脳外傷による高次脳機能障害"を示唆する臨床症状である．いっぽう，父親の自由記載文では，「息子はフリーターとして働き，ごく普通の生活をしているが，事故前と比較すると，飽きっぽくなり，イライラすることもある」，と表現されている．社会生活には

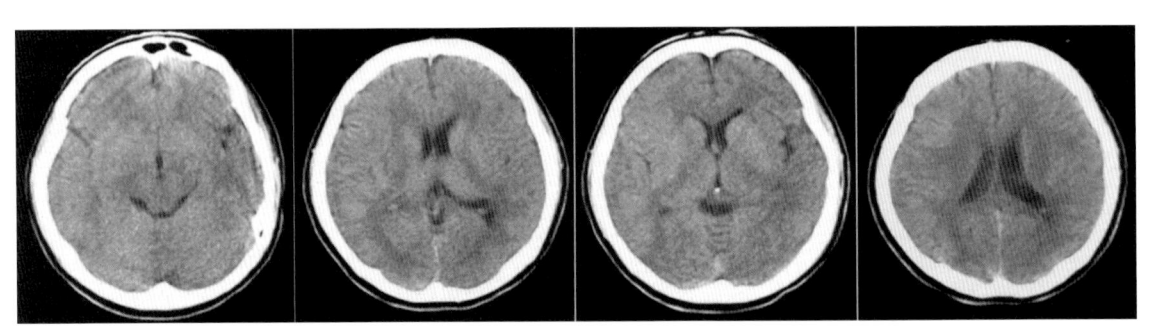

図39 A　症例39　受傷当日

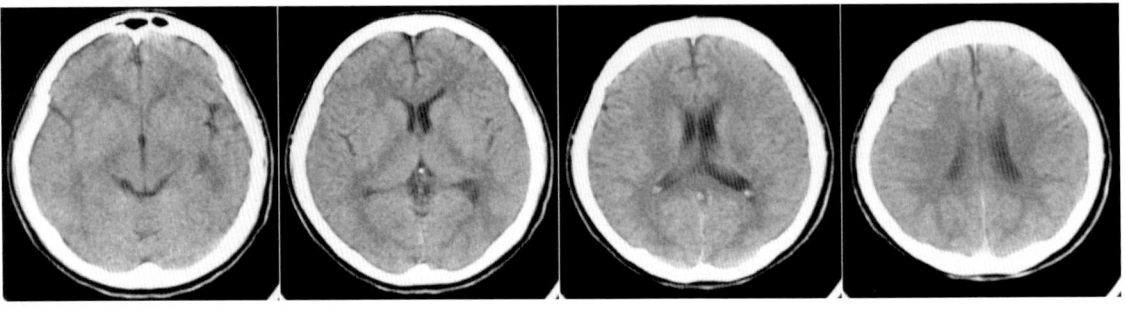

図39 B　症例39　3日後

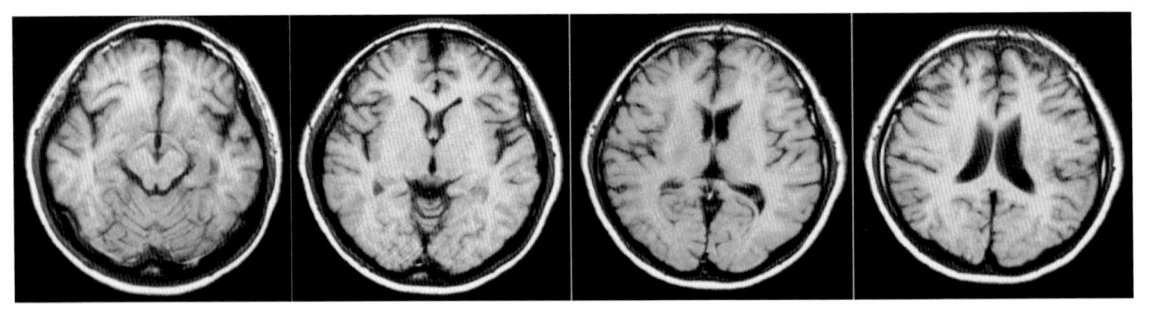

図39 C　症例39　半年後

適応しているが，感情面で多少の問題はあるかもしれないと判断された．しかし，以下の画像所見経過からは，"脳外傷による高次脳機能障害"とする決め手が見当たらない．結局，ティーンエイジャーにありがちな若者の精神・性格傾向と判断される．

● 図 39 説明
　A：受傷当日の CT スキャン．頭皮打撲創は見当たらない．
　B：受傷 3 日目の CT スキャン．変化は見られない．両側側脳室後角の高密度体は正常脈絡叢の石灰沈着であり，出血ではない．
　C：半年後の T1 強調 MR 画像．脳室サイズは不変である．

【自律神経失調体質と診断される例】
"脳外傷による高次脳機能障害"は否定

症例 40：受傷時 26 歳女性

助手席に同乗した車が電柱に衝突した．右肩打撲・顔面擦過傷・頸椎捻挫・腹部打撲で入院した．当初の 6 時間ほどは意識が低下し，その後も 1 週間ほどはぼんやりしていた．

2 年後（28 歳時），背部から頭頸部に広範囲の痛みがあり，左手のしびれも残っている．内科担当医は，重症頭部外傷・頸椎捻挫と診断．長谷川式改＝28 点（30 点満点）．調査用紙への医師回答では，"脳外傷による高次脳機能障害"としての精神症状項目のうち，気分が変わりやすい，集中力が低下，計画的な行動ができない，並行処理能力の低下，暴言，社会適応性の障害，などが中等度，物忘れは軽度，新しいことの学習障害はない，と判定されている．家族は，アンケート調査に対し，最近の出来事を忘れて聞き返すことがある，家族や他人と話が通じないこともある，いらいらしやすい，友達がいなくなった，めまいやふらつきがある，などの項目を選択している．また，一度，外傷性てんかんを起こしたとのことである．ここまでは，中等度の"脳外傷による高次脳機能障害"にほぼ符合する臨床所見である．ところが，本人の提出したメモによると，事故後 2 ヵ月ほどして職場復帰し，全日勤務し，月末には残業もこなしている．家族も起床後 20 分ほどはボーッとしているが，通勤は規則正しくしていることを認めている．ただし，ときどき体調が悪くなることがあり，頭痛，めまい，眼前暗黒感，閃輝性暗点，吐き気，手のしびれ，首の痛み，体のだるさ，などが出現する．そうしたときは，近医で，電気治療，注射（星状神経節ブロック，肩胛上神経ブロック，など），鎮痛剤投薬などを受けている．ちなみに，ここでは，頸肩腕症候群と診断されている．前述の外傷性てんかんは，本人によれば，夕食後から意識がぼんやりし，翌朝までの記憶がない健忘状態であった．これは一過性健忘に近い症状であり，てんかん発作ではなかったと判断される．これらは本人のメモに詳細かつ整然と記載されている．つまり，自己洞察力に欠けるところはない．

図40A　症例40　受傷当日

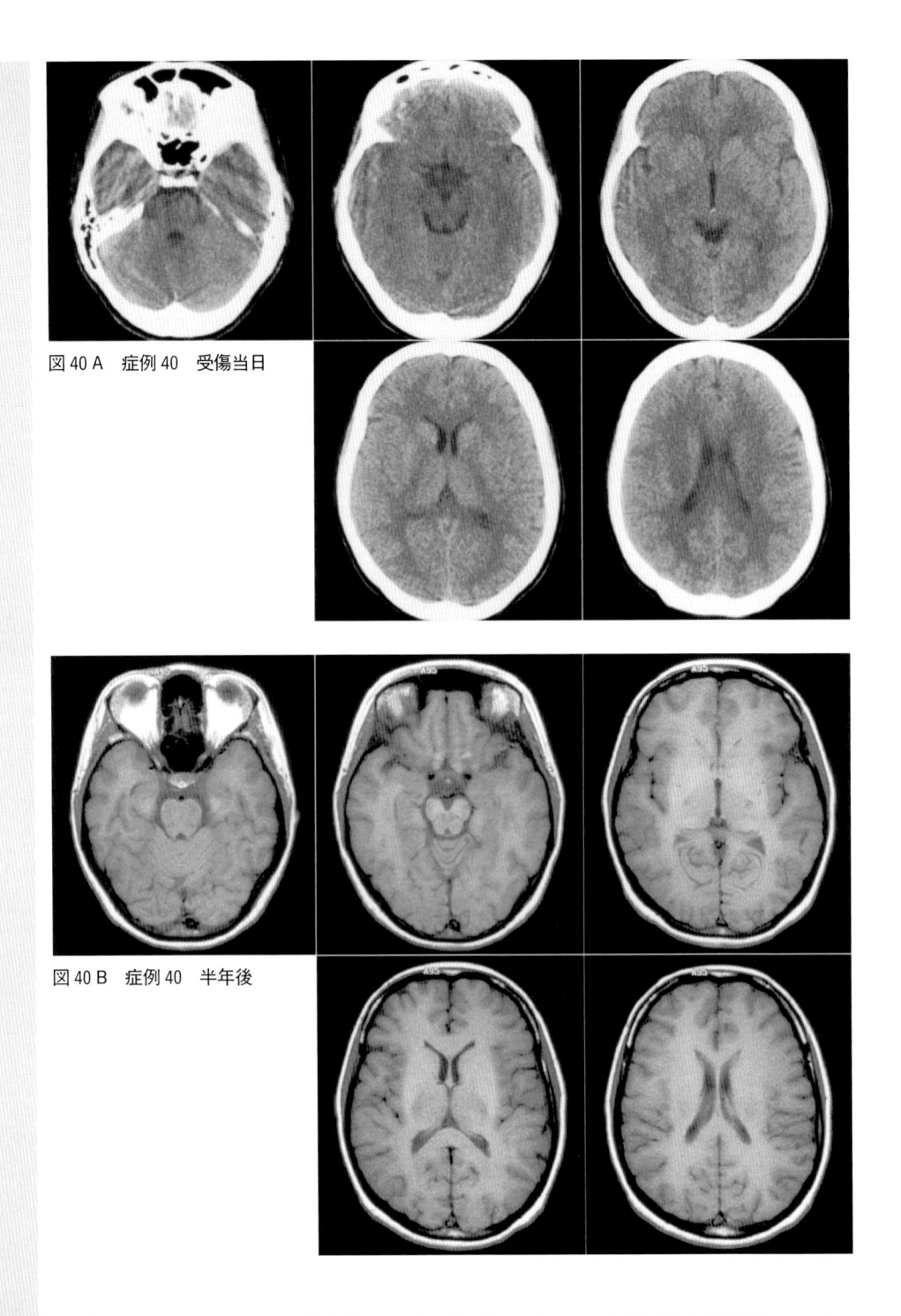

図40B　症例40　半年後

　こうしたことから，片頭痛・低血圧体質，いわゆる自律神経失調体質であることが読み取れ，頸肩腕の症状が本人を不安にさせていることも理解できる．そもそも，"脳外傷による高次脳機能障害"は事故当初に強く出現し，年月の経過とともに多少は軽減していくものであり，本例のように日々極端に変動するものではない．さらに，事故前の職場に復帰して残業を含む普通勤務をこなして

> いたことや，こうした理路整然としたメモを作成できたことは，家族の主張や担当医の記載とは矛盾する．決め手は画像所見であり，"脳外傷による高次脳機能障害"とは考えにくい．

● 図40 説明

　A：受傷当日のCTスキャン．頭皮打撲創は見当らない．右前頭葉前部に散在する白点は脳挫傷性出血ではなく，頭蓋底の前頭骨の部分容積現象．
　B：半年後のT1強調MR画像．側脳室サイズや第3脳室横幅は受傷時（A）と変わらない．脳挫傷痕はない．

【"脳外傷による高次脳機能障害"を否定するポイント】

　上記3例ともに，画像所見経過が決め手となって"脳外傷による高次脳機能障害"は否定された．側脳室から第4脳室に至る全脳室が，受傷当日〜急性期の脳室サイズと比較して，拡大していなければ，"脳外傷による高次脳機能障害"は無いと見てよい．脳室拡大があるか無きかで判定に迷うような場合，全脳室や側脳室の容積を測定する（益澤ら 1996）のも一法である（益澤ら 1996 b）が，第3脳室横幅を実測して比較するのが簡便である．経験的には，実寸で1mm以上の拡張は有意である．
　症例38のポイントのひとつは脳表の脳挫傷である．脳表の脳挫傷は小さいものである限り"脳外傷による高次脳機能障害"に何ら影響を及ぼさない（益澤ら 1994 a）し，外傷性てんかんのリスク因子でもない．画像所見上，こうした局在性脳損傷は目立つにもかかわらず精神・神経症状と対応しないために，従来の専門家により「（脳外傷による）高次脳機能障害の脳画像所見は一貫性がない」，とされたこともあった．
　症例39，40ともに，多肢選択アンケート調査では"脳外傷による高次脳機能障害"をうかがわせる症状が多く選択されている．しかしながら，症例39では，家族が自由記載した内容から，症例40では，本人が自由記載したメモから実態が浮かび上がっている．多肢選択アンケート方式はコンピュータ解析になじみやすいが，その限界も見えてくる．一般に，"脳外傷による高次脳機能障害"が重度であればあるほど，本人の訴えは減少する（Sherer 1998，Hart 2003）．むしろ，本人は実態にそぐわない自信と肯定的自己評価を抱くようになる．自己洞察力 self-awareness の低下・喪失である．逆に，"脳外傷による高次脳機能障害"がないか，ごく軽度のときは，過剰な不安感を示し，外傷性神経症に陥りやすい．脳機能が正常であればあるほど，人間は急性のストレスに対して神経質に反応する．生来の自律神経失調体質（低血圧体質）や転換性障害（ヒステリー）などがあれば過敏に反応してもおかしくはない．
　症例40で見られるもうひとつのポイントは，担当医が重度の高次脳機能障害と評価している点である．一般に，担当医は，高次脳機能障害症状を見落とすことが多いが，逆の場合もある．医師が家族の訴えを吟味せずに受け入れたときに起こりやすい．加害者―被害者の構図がある交通事故では，社会的バイアスも入り込みやすい．こうしたときの決め手は，愁訴や臨床徴候よりも，受傷者の行動パターン観察である．社会生活や家庭生活をどのように暮らしているかの実態を知ることが重要である．そして，

繰り返しになるが，決め手は脳画像所見の推移である．

締めくくりとして，"脳外傷による高次脳機能障害"ではもう少し客観的な診断基準はないだろうか，との疑問に向き合ってみよう．神経心理学的検査，血液・髄液検査，アイソトープ検査などなどで，"脳外傷による高次脳機能障害"を数量的に判定できるような検査法はないだろうか．答えは残念ながら，今のところ，否である．

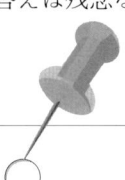

> **コラム**
>
> ## ネットワークの働き
>
> 　大脳が神経細胞とそれらを繋ぐ神経線維（軸索）や，脊髄や感覚器官などとの入出力を司る神経線維とからなるネットワークのかたまりであることは知られているが，その意味するところが十分に理解されているだろうか．これまでの大脳生理学は大脳の特定領域の働き，さらには個々の神経細胞の働きに注目し，大脳を細分化してその機能を追求していった（要素還元主義）．
>
> 　ネットワークの世界では個々の要素からでは出るはずのない効果が生み出される．社会では人々が大小さまざまなハブ（車軸，中継点）となって他人とコミュニケーションをし，それが縦横のネットワークを形作る．こうしたネットワークから思いがけない集団の動きや意思決定が見られる．蜂や蟻の世界もネットワークである．個々の蜂や蟻はそうとは考えていないのに，全体が調和のとれた働きをする．遺伝子の世界でもタンパク質がシグナル伝達ネットワークとして働き，複数の遺伝子がチームとして作用を発揮する．インターネットも巨大なネットワークとして進化し，また社会を変えていっている．脳はネットワークの究極の姿かもしれない．脳ネットワークの働きによって人間性や個性が生み出されていると言えるかもしれない．
>
> 　脳外傷はこうしたネットワークの主要素である白質の神経線維をある割合で断ち切る．その結果，前頭葉や側頭葉の個々の領域の障害では説明のつかない認知障害と情動障害をもたらす．すなわち"脳外傷による高次脳機能障害"である．そして，英国のJennettら（1981a）もすでに述べているように，じつは同様のことが人間が老化するときに起こっている．正常高齢者脳（アルツハイマー病ではない）では神経細胞の減少は緩やかであるのに対し，白質の神経線維の減少が目立つことが報告されている．老人の特性として，昔のことは覚えているが数分前のことを忘れるような近時記憶の障害と，気短かで怒りっぽく意地悪くなるような性格変化が生じてくる．"脳外傷による高次脳機能障害"に似ている．もちろん，老化は徐々に進むので，ある程度は理性と経験とによってカバーされている．それに対し，脳外傷は突然の事件なので，ネットワークのメンテナンスがついていけない．いわば，ニューヨークの大停電のようなものである．連鎖状につぎつぎと不具合が生じる．その結果，全般性認知機能の障害と，環境に適応できない情動障害・人格変化が目立つのである．このように，"脳外傷による高次脳機能障害"は脳ネットワークの障害と見なすと辻褄が合う．

文 献

1) Adams JH, Mitchell DE, Graham DI, Doyle D：Diffuse brain damage of immediate impact type. Its relationship to 'primary brain-stem damage' in head injury. Brain 100：489-502, 1977

2) Adams JH, Doyle D, Graham DI, Lawrence AE, McLellan DR：Gliding contusions in nonmissile head injury in humans. Arch Pathol Lab Med 110：485-488, 1986 a

3) Adams JH, Doyle D, Graham DI, Lawrence AE, McLellan DR：Deep intracerebral (basal ganglia) haematomas in fatal non-missile head injury in man. J Neurol Neurosurg Psychiatry 49：1039-1043, 1986 b

4) Anderson CV, Bigler ED, Blatter DD：Frontal lobe lesions, diffuse damage, and neuropsychological functioning in traumatic brain-injured patients. J Clin Exp Neuropsychol 17：900-908, 1995

5) 有賀　徹，益澤秀明，水谷　弘，三井香児，江口恒良，佐野圭司：外傷性脳内血腫の生成―CT上遷延型発生を示した症例から―．Neurologia med-chir (Tokyo) 19：459-466，1979 a

6) 有賀　徹，益澤秀明，青柳訓夫，三井香児，間中信也：外傷性脳内血腫の生成―定量的脳傷害作成法による検討―．神経外傷 1：153-159，1979 b

7) Bigler ED, Burr R, Gale S, Norman M, Kurth S, Blatter D, Abildskov T：Day of injury CT scan as an index to pre-injury brain morphology. Brain Inj 8：231-238, 1994

8) Bigler ED, Kurth SM, Blatter D, Abildskov TJ：Degenerative changes in traumatic brain injury：post-injury magnetic resonance identified ventricular expansion compared to pre-injury levels. Brain Res Bull 28：651-653, 1992

9) Bigler ED, Kurth S, Blatter D, Abildskov T：Day-of injury CT as an index to pre-injury brain morphology：degree of post-injury degenerative changes identified by CT and MR neuroimaging. Brain Inj 7：125-134, 1993

10) Blatter DD, Bigler ED, Gale SD, Johnson SC, Anderson CV, Burnett BM, Ryser D, Macnamara SE, Bailey BJ：MR-based brain and cerebrospinal fluid measurement after traumatic brain injury：correlation with neuropsychological outcome. AJNR Am J Neuroradiol 18：1-10, 1997

11) Borgaro SR, Prigatano GP：Early cognitive and affective sequelae of traumatic brain injury：A study using the BNI screen for higher cerebral functions. J Head Trauma Rehabil 17：526-534, 2002

12) Bruce DA, Alavi A, Bilaniuk L, Dolinskas C, Obrist W, Uzzell B：Diffuse cerebral swelling following head injuries in children：the syndrome of "malignant brain edema". J Neurosurg 54：170-178, 1981

13) 大東祥孝：知能検査．平山惠造（編）：臨床神経内科学．第4版，南山堂，東京，pp 547-554, 2000

14) Duus P：Neurologisch-topische Diagnostik, Georg Thieme Verlag, Stuttgart, 1995（花北順也訳：神経局在診断．その解剖，生理，臨床．改訂第4版，文光堂，東京，p 864, 1999）

15) Gale SD, Johnson SC, Bigler ED, Blatter DD：Trauma-induced degenerative changes in brain injury：a morphometric analysis of three patients with preinjury and postinjury MR scans. J Neurotrauma 12：151-158, 1995

16) Gorman DF, Huang YL, Williams C : Prolonged exposure to one percent carbon monoxide causes a leucoencephalopathy in un-anaesthetised sheep. Toxicology 165 : 97-107, 2001

17) Hart T, Whyte J, Polansky M, Millis S, Hammond FM, Sherer M, Bushnik T, Hanks R, Kreutzer J : Concordance of patient and family report of neurobehavioral symptoms at 1 year after traumatic brain injury. Arch Phys Med Rehabil 84 : 204-213, 2003

18) Jennett B, Teasdale G : Management of Head Injury. FA Davis, Philadelphia, p 361, 1981 a

19) Jennett B, Snoek J, Bond MR, Brooks N : Disability after severe head injury : Observations on the use of the Glasgow Outcome Scale. J Neurol Neurosurg Psychiatry 44 : 285-293, 1981 b

20) Katz DI, Alexander MP, Seliger GM, Bellas DN : Traumatic basal ganglia hemorrhage : clinicopathologic features and outcome. Neurology 39 : 897-904, 1989

21) Lampert PW, Hardman JM : Morphologic changes in brains of boxers. JAMA 251 : 2676-2679, 1984

22) Lee TT, Galarza M, Villanueva PA : Diffuse axonal injury (DAI) is not associated with elevated intracranial pressure (ICP). Acta Neurochir (Wien) 140 : 41-46, 1998

23) Levi L, Guilburd JN, Lemberger A, Soustiel JF, Feinsod M : Diffuse axonal injury : Analysis of 100 patients with radiological signs. Neurosurgery 27 : 429-432, 1990

24) Lindenberg R, Freytag E : The mechanism of cerebral contusion. Arch Pathol Lab Med 69 : 440-469, 1960

25) 上久保毅, 大橋正洋, 橋本圭司, 岡本隆嗣, 宮野佐年：外傷性脳損傷における言語性 IQ 低下因子についての検討. 脳と神経 56：952-956, 2004

26) 益澤秀明：傍矢状部白質剪断損傷. びまん性軸索損傷に伴う片麻痺の画像所見. 脳神経外科 22：833-838, 1994

27) 益澤秀明：「脳外傷による高次脳機能障害」の特徴. 脳の科学 24：655-663, 2002

28) 益澤秀明：脳外傷による高次脳機能障害. その特徴と見逃されやすいポイント. 脳と神経 55：933-945, 2003

29) 益澤秀明：頭部外傷後の痴呆. 神経内科 60：571, 2004 (letter to the editor)

30) 益澤秀明, 徳山 豊, 久保俊朗, 金沢 至, 神谷 博, 佐藤仁一：びまん性脳損傷後遺症の臨床的検討. いわゆる狭義の頭部外傷後遺症とのつながり. 脳神経外科 22：723-730, 1994

31) 益澤秀明, 久保俊朗, 中村紀夫, 真柳佳昭, 落合滋之：びまん性軸索損傷後遺症における全般性脳室拡大の意義. 脳神経外科 24：227-233, 1996 a

32) 益澤秀明, 久保俊朗, 金澤 至, 神谷 博：部分容積効果を考えた脳室容積の算出法（速報）. CI 研究 18：239-246, 1996 b

33) 益澤秀明, 久保俊朗, 金澤 至, 神谷 博, 中村紀夫：傍矢状部白質―脳梁―基底核損傷：びまん性軸索損傷に伴う痙性片麻痺の画像所見. 脳神経外科 25：689-694, 1997

34) 益澤秀明, 中村紀夫, 富田博樹, 大橋正洋, 作田 学, 宮永和夫, 生方克之：「脳外傷による高次脳機能障害」について―交通事故被害者の脳外傷後遺症を見過ごさないために―. 日本交通科学協議会誌 1：2-10, 2001

35) Meier-Ruge W, Ulrich J, Brühlmann M, Meier E : Age-related white matter atrophy in the human brain. Ann N Y Acad Sci 673 : 260-269, 1992

36) 三村孝一, 原田正純, 住吉司郎, 東家暁, 高木元昭, 藤田英介, 高田明, 立津政順：三池一酸化炭素中毒症の長期予後. 33年目の追跡調査. 精神神経学雑誌 101：592-618, 1999

37) Narayan RK：Comments on Clifton Gl, Kreutzer JS, Choi SC, et al：Relationship between Glasgow Outcome Scale and neuropsychological measures after brain injury. Neurosurgery 33：34-39, 1993（See pp 38-39）

38) Otani N, Bjeljac, Muroi C, Weniger D, Khan N, Wieser H-G, Curcic M, Yonekawa Y：Awake surgery for glioma resection in eloquent areas. Zurich's experience and review. Neurol Med Chir（Tokyo）45：501-511, 2005

39) Peerless SJ, Rewcastle NB：Shear injuries of the brain. Canad Med Ass J 96：577-582, 1967

40) Sahuquillo-Barris J, Lamarca-Ciuro J, Vilalta-Castan J, Rubio-Garcia E, Rodriguez-Pazos M：Epidural hematoma and diffuse axonal injury. Neurosurgery 17：378-379, 1985

41) Sahuquillo-Barris J, Lamarca-Ciuro J, Vilalta-Castan J, Rubio-Garcia E, Rodriguez-Pazos M：Acute subdural hematoma and diffuse axonal injury after severe head trauma. J Neurosurg 68：894-900, 1988

42) Sahuquillo J, Vilalta J, Lamarca J, Rubio E, Rodriguez-Pazos M, Salva JA：Diffuse axonal injury after severe head trauma. A clinico-pathological study. Acta Neurochir（Wien）101：149-158, 1989

43) Sherer M, Boake C, Levin E, Solver B, Ringholz G, High W：Characteristics of impaired awareness after traumatic brain injury. J Int Neuropsychol Soc 4：380-387, 1998

44) Spaan PE, Raaijmakers JG, Jonker C：Early assessment of dementia：the contribution of different memory components Neuropsychology 19：629-640, 2005

45) 梅田祐美, 難波吉雄：アルツハイマー病の危険因子. Progress in Medicine 24：2502-2505, 2004

46) Vilkki J, Holst P, Ohman J, Servo A, Heiskanen O：Cognitive test performances related to early and late computed tomography findings after closed-head injury. J Clin Exp Neuropsychol 14：518-532, 1992

47) Wilberger JE Jr, Rothfus WE, Tabas J, Goldberg AL, Deeb ZL：Acute tissue tear hemorrhages of the brain：Computed tomography and clinicopathological correlations. Neurosurgery 27：208-213, 1990

索　引

CO中毒　88
GOS　1,3,4,8,10,12
HDS-R　8,12,16,19,26,29,62,63,66,68,
　　　72,81,85,93
JCS　33,66,72
WAIS-R　2,26,46,56,59,62
WISC-R　26

あ

アルツハイマー型老年認知症（痴呆）　81
アルツハイマー病　69,82,88,89

い

意識障害　1,16,18,28,33,42,54,56,59,65,
　　　66,68,70,72,74,75
一次性脳幹損傷　51,52
一酸化炭素中毒　88

う

ウェクスラー小児知能検査改訂版　26
ウェクスラー成人知能検査改訂版　2,26,46,
　　　56,59,62
迂回槽出血　3,6,8,16,20,22,41,43,49,51,
　　　59,60,61,66,70,72
運動失調　2

え

易怒性　3,7,20,30,46,49,61,65,82

か

外傷後健忘症　85,89
外傷後植物状態　4,7,42,53
外傷性一次性脳幹損傷　51
外傷性基底核出血（損傷）　36,40,41
外傷性小脳損傷　51,52
外傷性神経症　95
外傷性水頭症　57,63
滑走性脳挫傷　12,30,31,32,33,34,35,40,41
寡黙領域　61
加齢現象（脳）　6
加齢性白質変化　34,64
感情易変　2,26,46,70

き

記憶障害　12,16,30,59,61,62,72,82,85,87
器質性脳障害　3
基底核出血（損傷）　36,37,40,41
記銘力障害　2,10,12,16,20,30,49,61,62,
　　　65,68,72,85,88
脚間槽　60,72
急性硬膜下血腫　41,53,54,59,61,77,78
局在性脳損傷　1,14,16,20,22,35,41,42,53,
　　　54,61,67,74,77,95

く

クモ膜下腔　6,31
クモ膜下腔拡大　10,14
クモ膜下出血　3,6,16,22,37,43,46,49,51,
　　　57,66,69,72,74
グラスゴー転帰尺度　1,3,4,8,10,12

け

痙性四肢麻痺　12,15,35,46,52
痙性片麻痺　1,3,12,15,16,26,30,32,33,34,
　　　35,36,37,38,40,43,49,52,74,77,88
血管性認知症（痴呆）　81
限局性脳室拡大　61,77
見当識障害　49,68

こ

攻撃性　3,20
高血圧性脳出血　36,40
構語障害　18,28,40,46,49,65
高次脳機能障害（個別的）　1
高次脳機能障害（古典的）　54
高次脳機能障害（従来型）　1,6,61,62
硬膜下液貯留　6
硬膜下出血　37,47,51
硬膜下水腫　30,43,66
高齢者脳　22
個別的な高次脳機能障害　1

さ

挫傷性出血　33

し

塩胡椒状態　38,40
自己洞察力　3,20,26,95
四肢麻痺　46
視床出血　36,40,41
視床損傷　36,41
失見当識　2,16,20,33,63,79
失語　1,72,77
社会生活適応能評価　1
若年者　7,11,20,22,29,77,87
シャント手術　43,56,57,63,64,65,66,69
重症頭部外傷　1
従来型の高次脳機能障害　1,6,62
順行性変性　26,53
情動障害　1,6,7,30,54,61,62,75,88,96
小脳失調　1,3,7,15,26,30,43,46,49,52,54,
　　61,74,77,88,68
小脳損傷　43,49,51
初期意識障害　7
植物状態　4,5,7
除脳硬直　4
自律神経失調体質　93,94,95
シルビウス裂　4,10,16,31,66,71,72,82
人格変化　1,3,6
神経線維　6,63,96

進行性核上性麻痺　82,84

す

水平液面　26,37,69
髄液タップ試験　69
髄液ドレナージ　69
遂行機能障害　61
水頭症　29,65,67,68,69,82

せ

正常圧水頭症　56,66,69
正中構造偏位（シフト）　3,37,56,60,74,76,
　　77,78
前頭側頭型認知症（痴呆）　81,82
前頭葉挫傷　56,57,59,60,61,74
前頭葉切除術　62
前頭葉脳挫傷　76
全般性認知機能　6,96
全般性脳室拡大　1,5,10,14,16,20,26,27,
　　29,43,48,49,51,52,53,56,59,60,61,69,
　　70,77,87
全般性脳腫脹　28
せん妄　79,85,87

そ

喪失体験　87
側頭葉挫傷　20,54,61
側頭葉平面　72
組織断裂出血　4,8,12,14,16,20,22,26,40,
　　42,52,64,87

た

体幹失調　16,26,28,30,43,46,49,65
多肢選択アンケート　95

ち

遅延性出血　11
致死的脳振盪　52
知的機能低下　3
知的障害　26,43

知能検査　2,26,43,46,59,62
痴呆（認知症）　66,79,82,83,85,86
中隔野　66
中脳周囲槽出血　16,22,16
中脳背外側病変　22
直撃型びまん性脳損傷　5

つ

頭蓋内圧亢進　36,42,61,72,77

て

低血圧体質　94,95
低酸素脳症　7
転換性障害　95
点状出血　4,42

と

頭部外傷後遺症　7
透明中隔嚢胞　8
投射線維　26,40

な

内因性認知症（痴呆）　79,84,87
内包　40,80

に

二次性脳幹損傷　52
二次性びまん性脳損傷　7,36,87
日常生活状況　16
日常生活動作障害　36,38,54
ニボー　26,27,29,35,56,59,69
日本昏睡尺度　33,66,72
尿失禁　20,66,81,82
尿便失禁　2,30,43,49,56,63,72,79,85,87
認知機能　62
認知機能（全般性）　6
認知症（痴呆）　79,82,83,85
認知障害　1,7,26,30,54,61,74,88,96

の

脳萎縮　3,10,14,15,20,30,53,57,63,69,76,82,84,88
脳外液貯留　7,10,12,27,37,43,48,49,66,74
脳外傷による高次脳機能障害　1〜
脳幹周囲槽　10,43
脳幹出血　52
脳幹損傷　40,41,43,46,51
脳弓損傷　30,31,34,41
脳橋被蓋　26,82,84
脳血管障害　1
脳梗塞　6,16
脳挫傷　20,21,35,37,41,42,46,47,48,49,51,52,53,54,57,59,61,62,66,67,78,89,93,95
脳室拡大　3,6,10,11,12,14,15,16,20,23,26,30,31,32,34,36,38,61,63,64,66,67,69,72,74,76,78,82,84,85,86,87,88,95
脳室周囲低吸収域　5
脳室出血　6,8,14,16,22,24,26,27,28,29,41,43,49,51,54,58,61,66,69
脳腫脹　3,23,42,60,61,70,71,72,77,78
脳振盪　7,42,81,85,87,89
脳振盪後症候群　7
脳卒中　1
脳損傷　56
脳内出血　72,74,78
脳内点状出血　8,22,52,64,66
脳の加齢現象　6
脳ヘルニア　52
脳梁損傷　30,31,32,34,35,40,41

は

パーキンソン病　70
白質剪断損傷（傍矢状部）　35
白質の神経線維　63
長谷川式簡易知能評価スケール改訂版　8,12,16,19,26,49,63,66,68,72,81,85,93
反衝損傷　37,54,59,76,89

ひ

ヒステリー　95
びまん性軸索損傷　3,5,6,7,8,14,16,20,21,
　22,24,29,30,32,34,35,36,40,41,42,43,
　49,51,52,53,54,56,57,59,60,61,63,64,
　66,67,69,70,71,72,75,76,77,78,87,88
びまん性脳損傷　5,6,7,42,54,61,63,67,69,
　70,74,77,88

ふ

不定愁訴　7

へ

便失禁　16,65
片頭痛　94
片麻痺　2,3,6,15,18,20,24,29,30,33,36,
　38,65,72,77

ほ

傍矢状部白質剪断損傷　30,35
ボクサー脳　7,15,88
歩行障害　8,16,66,68,70,82

ま

慢性硬膜下血腫　7,87

み

三宅式（脳研式）記銘力検査　46,62,68

む

無動無言症　20

ゆ

雄弁領域　61

ら

ラクナ　33,34,38,40,46,47,56,80,85

ろ

老人脳　6
老年痴呆　79,81
老年認知症（痴呆）　79,82,85,86

わ

ワラー氏変性　26,40,41,53

【著者紹介】

益澤秀明（ますざわひであき）

1962	東京大学医学部卒業
1965	米国 Hartford 病院脳神経外科レジデント
1966	英国王立 London 大学大学院研究員
1967	日本脳神経外科学会認定専門医
1970	東京都立府中病院脳神経外科医長
1972	医学博士（東京大学）
1974	東京大学講師医学部付属病院脳神経外科病棟医長
1978	関東逓信病院脳神経外科部長
1998	北見中央病院脳神経外科部長
2002	新東京病院神経放射線科部長
2003	新東京病院運営会議議長
2006	八千代リハビリテーション病院長
2006	河北リハビリテーション病院医師

脳腫瘍の手術的治療や画像診断を得意とするが，神経学的診断やベッドサイド管理にも力を注いでいる．専門研究領域は頭部外傷・脳外傷であり，平成 3 年，ヘルメットの調査研究で通産大臣表彰を受けた．平成 11 年から運輸省自動車交通局保障課の保障事業再審査会委員を，また，平成 12 年，自動車保険料率算定会に設置された高次脳機能障害認定システム確立検討委員会の座長を務めた．

© 2006

第 1 版発行　2006 年 4 月 29 日
第 1 版 2 刷　2008 年 5 月 2 日

交通事故で多発する
"脳外傷による高次脳機能障害"とは
見過ごしてはならない脳画像所見と
臨床症状のすべて

※定価はカバーに表示してあります

〈検印廃止〉

著　者　益澤　秀明

発行者　服部　治夫
発行所　株式会社新興医学出版社

〒113-0033　東京都文京区本郷 6-26-8
TEL 03-3816-2853
FAX 03-3816-2895
E-mail shinkoh@viola.ocn.ne.jp

印刷　三報社印刷株式会社　　ISBN 978-4-88002-652-7　　郵便振替　00120-8-191625

○本書の複製権・翻訳権・譲渡権・公衆送信権（送信可能化権を含む）は株式会社新興医学出版社が所有します．
○ JCLS 〈㈱日本著作出版権管理システム委託出版物〉
　本書の無断複写は著作権法上での例外を除き禁じられています．複写される場合は，その都度事前に㈱日本著作出版権管理システム（電話 03-3817-5670, FAX 03-3815-8199）の許諾を得てください．